essentials

Margit Schäfer

Gutes Benehmen AM und IM Krankenbett

Ein „anstößiger" Leitfaden für medizinische und pflegende Profis sowie für Patientinnen und Patienten und deren Angehörige

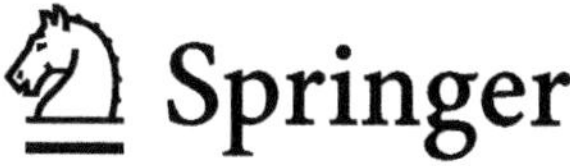 Springer

Margit Schäfer
Dornbirn, Österreich

ISSN 2197-6708   ISSN 2197-6716   (electronic)
essentials
ISBN 978-3-662-73084-3   ISBN 978-3-662-73085-0   (eBook)
https://doi.org/10.1007/978-3-662-73085-0

Die Deutsche Nationalbibliothek verzeichnet diese Publikation in der Deutschen Nationalbibliografie; detaillierte bibliografische Daten sind im Internet über https://portal.dnb.de abrufbar.

Die Übersetzung wurde mit künstlicher Intelligenz erstellt. Um eine hohe Qualität der Übersetzung zu gewährleisten, wurde sie anschließend von den Autor*innen inhaltlich geprüft und ggf. überarbeitet. In stilistischer Hinsicht kann sie sich dennoch von einer herkömmlichen Übersetzung unterscheiden.

Springer ist ein Imprint der eingetragenen Gesellschaft Springer-Verlag GmbH, DE und ist ein Teil von Springer Nature.
Die Anschrift der Gesellschaft ist: Heidelberger Platz 3, 14197 Berlin, Germany

Für D. – immer

*Allen engagierten, leidenschaftlich
tätigen, mutigen und sensiblen,
respektvollen, höflichen und
vertrauenswürdigen
Menschen in Gesundheitsberufen,
die ich im Laufe der Jahre kennenlernen
durfte.
Ihnen ist dieses Buch mit großer Achtung
gewidmet.*

Was Sie in diesem *essential* finden können

- Wer von einem guten Benehmen AM und IM Krankenbett profitiert
- Weshalb eine therapeutische Allianz für eine konstruktive Zusammenarbeit notwendig ist
- Weshalb Augenhöhe von zentraler Bedeutung für eine solche Zusammenarbeit ist
- Weshalb Respekt und Höflichkeit den Rahmen bilden
- Wie Vertrauen eine solche Zusammenarbeit prägt

Inhaltsverzeichnis

Vorwort/Einleitung

1

Die kürzeste Inhaltsangabe eines Buches ist der Titel. „Gutes Benehmen AM und IM Krankenbett" ist aussagekräftig und bringt auf den Punkt, worum es in diesem Buch geht. Nun werden sich manche von Ihnen, geschätzte Leserinnen und Leser, vielleicht fragen, wozu es denn zu diesem Thema überhaupt ein Buch braucht. Dass ein gutes Benehmen Grundvoraussetzung für eine gedeihliche Zusammenarbeit ist, ist doch wohl offenkundig? Vor allem in Organisationen des Gesundheitswesens! Und dass eine gedeihliche Zusammenarbeit ein erstrebenswertes Ziel ist, ist ebenfalls evident, nicht wahr? Ja, da stimme ich Ihnen zu – ein angemessenes Verhalten, das von Respekt und Höflichkeit geprägt ist, ist die tragfähige Basis für ein kooperatives Miteinander, damit das gemeinsame Ziel – Heilung, Hilfe, Halt – erreicht wird. Diese Trinität sollte im Mittelpunkt des professionellen Geschehens sein und vonseiten der Patienten und Patientinnen sowie deren Angehörigen auch entsprechend gewürdigt werden und Anerkennung finden. Und doch braucht es dieses Buch, weil diese scheinbare Selbst-Verständlichkeit – also eine Tatsache, die sich von selbst versteht – des guten Benehmens nicht immer und überall gezeigt wird.

Liebe Leserinnen und Leser, Sie haben im Untertitel das Wort „anstößig" bemerkt? Hat dieses Wort Sie „angestoßen" das Buch in die Hand zu nehmen? Oder ist Ihnen dieses Wort vielleicht sogar „aufgestoßen" und Sie haben sich gefragt, weshalb es hier einen so prominenten Platz im Untertitel bekommen? Ich möchte einen Versuch unternehmen zur Ehrenrettung der Anstößigkeit, denn ist Anstößigkeit nicht auch ein anderes Wort für Inspiration? In der Inspiration ist der Spirit der Begeisterung beinhaltet und dafür braucht es manchmal einen Schubser. Im Englischen werden Anstöße 'nudges´ genannt und dieser Begriff zog in die Verhaltensökonomie ein und niemand findet es anstößig durch solche Schubser,

© Der/die Autor(en), exklusiv lizenziert an Springer-Verlag GmbH, DE, ein Teil von Springer Nature 2026
M. Schäfer, *Gutes Benehmen AM und IM Krankenbett*, essentials,
https://doi.org/10.1007/978-3-662-73085-0_1

1

die ja immer auch Manipulationsversuche sind, Produkte und Dienstleistungen zu verkaufen und Konsumentenverhalten zu ändern. Und zu verändertem Verhalten möchte dieses Buch anstoßen, eben zu einem „Guten Benehmen AM und IM Krankenbett".

Die landläufige Definition des Begriffs „anstößig" ist „unanständig, anrüchig, moralisch verwerflich" und kann sich auf Verhalten, Kleidung, Witze oder Äußerungen, die gegen gesellschaftliche Normen oder den guten Geschmack verstoßen, beziehen. Und anstößig in diesem Sinne des Wortes sind manche der Geschichten und Situationen, die ich in Kap. 3 schildere und Sie, liebe Leserin und lieber Leser, können sich selbst einen Eindruck davon machen, wie mitunter ungehobelt, übergriffig und frech AM und IM Krankenbett agiert wird. Deshalb soll dieses Buch inspirierende Anstöße zu Diskussionen geben, damit in den Organisationen des Gesundheits- und Sozialwesens ein respektvoller und höflicher Umgangston gepflegt wird, auf Augenhöhe und mit Vertrauen.

Als mein Buch „Soziale Kompetenzen in Gesundheitsberufen" 2025 erschien, erhielt ich sehr viele Rückmeldungen vor allem zu einem Kapitel, das mit „Respekt-Höflichkeit-Freundlichkeit-Herzlichkeit" betitelt war und die Treppe der professionellen sozialen Kompetenzen zum Inhalt hatte. Die Rückmeldungen kamen zumeist von pflegenden Profis in der Gesundheitsbranche, denn für sie war dieses Buch in der Hauptsache ja auch geschrieben worden. Viele der Kommentare betonten die Wichtigkeit eines respektvollen Umgangs vonseiten der professionell Tätigen. Allerdings waren auch viele Beiträge dabei, die – teilweise sehr emotional und mit spürbarer Erschütterung – Begebenheiten und Situationen schilderten, in denen ihnen – den Pflege-Profis – weder höflich noch respektvoll begegnet wurde und zwar sowohl vonseiten der Patienten und Patientinnen als auch deren Angehörigen als auch von Seiten mancher ärztlicher Kolleginnen und Kollegen. Da waren Geschichten dabei mit Aussagen, die absolut unangebracht, mitunter herablassend und demütigend waren – also jenseits von gutem Benehmen AM und IM Krankenbett.

Darüber zu schreiben, dass sowohl professionell Tätige im Gesundheitswesen als auch Patientinnen und Patienten sowie Angehörige ungebührliche Verhaltensweisen haben, verlangt viel Fingerspitzengefühl, denn dieses Thema ist ein Tabu, was sich auch darin zeigt, dass bisher kaum Literatur dazu veröffentlicht wurde, die dieses Thema ohne Beschönigungen und Euphemismen (z. B. der „schwierige" Patient) oder Formulierungen im Konjunktiv und dem Verweis auf ein unbekanntes „Man" (man sollte, man müsste usw.) zum Inhalt hat. Die Beispiele und Geschichten, die in diesem Buch erzählt werden, sind nicht von mir erfunden, sondern wurden tatsächlich erlebt. Manche dieser Begebenheiten erhielt ich von Teilnehmerinnen und Teilnehmern von Seminaren, die ich bat Situationen zu schildern, die sie zur Weißglut getrieben haben und manchmal gar überlegen ließen diese Abteilung oder sogar den Beruf zu verlassen. Manche der Geschichten wurden mir von Patientinnen und Patienten erzählt, andere wiederum von mir selbst erlebt. Ein Beitrag ist einer Tageszeitung entnommen, dessen Inhalt mich besonders stark erschüttert hatte. Da kam innerhalb kurzer Zeit einiges zusammen und das Ergebnis halten Sie, liebe Leserin und lieber Leser, nun in Händen. Die Intention dieses Buches ist es zu einer verbesserten Kommunikation *zwischen den Profis* im Gesundheitsbereich – damit sind die Ärztinnen und Ärzte sowie die Pfleger und Pflegerinnen gemeint – *und* mit deren Patientinnen und Patienten und Angehörigen beizutragen, somit also vier Personengruppen im Blick zu haben, die allesamt Verantwortung für die Qualität des Austauschs und der Betreuung haben.

Es ist mir wichtig gerade am Anfang eines solchen Buches zu betonen, dass bei den allermeisten Interaktionen AM und IM Krankenbett ein respektvoller Umgang auf Augenhöhe gepflegt wird, der von Verständnis und Höflichkeit geprägt ist. Diese vielen Erfahrungen finden allerdings zu wenig Beachtung im Alltag, werden mitunter als Selbstverständlichkeit angenommen und erwartet. Gerade solche positiven Erlebnisse können so motivierend für den Aufenthalt in einer Gesundheitsinstitution und für die Arbeit in dieser sein. Ein anerkennendes Wort, ein Lob, eine höfliche Geste lassen uns manches Mal „Flügel wachsen" – und dies gilt für alle mit diesem Buch Angesprochenen.

Noch ein Wort zu Beginn: Augenhöhe zu zeigen, Respekt zu erweisen und höflich zu sein, zeigt sich bereits bei der Form der Anrede bzw. schlichtweg in der Anerkennung der Existenz. Das wiederum bedeutet niemanden außen vor zu lassen und zu ignorieren. Da jede schriftliche Quelle wie dieses Buch immer auch Realität abbildet und Wirklichkeiten schafft, habe ich mich zu den Bezeichnungen „Ärztinnen und Ärzte", „Pfleger und Pflegerinnen", „Patientinnen und Patienten" entschieden und variiere nur in der Reihung des Geschlechts. Einzig beim Begriff „Angehörige" braucht es diese Unterscheidung nicht, diese drückt sich aber durch die Verwendung des Artikels „der" oder „die" aus.

Für wen dieses Buch geschrieben wurde

2

Wer ist nun mit diesem Buch angesprochen bzw. sollte sich angesprochen fühlen? „Gutes Benehmen AM und IM Krankenbett" hat vier Personengruppen im Fokus. Lassen Sie mich erklären: Die einzige Personengruppe, die sich IM Krankenbett befindet, sind Patienten und Patientinnen. Soweit ist das nachvollziehbar. Allerdings möchte ich diese Personengruppe noch erweitern und meine damit auch Bewohnerinnen und Bewohner in Einrichtungen der Altenbetreuung und Altenpflege. Oder auch Personen, die daheim betreut und gepflegt werden. Selbst wenn das Bett kein Krankenbett sein sollte, so haben diese Personen doch etwas gemeinsam – sie sind Empfängerinnen und Empfänger einer professionellen Dienstleistung und sind auf die Unterstützung und Hilfe von professionell agierenden Profis angewiesen.

Vier Personengruppen sind mit diesem Buch angesprochen, davon habe ich eine nun skizziert. Es bleiben also noch drei übrig, von denen ein gutes Benehmen AM Krankenbett zu erwarten ist. Das sind:

1. die Angehörigen von denjenigen Menschen, die IM Krankenbett sind
2. die Pflege-Profis in den Einrichtungen des Gesundheitswesens, ob Krankenhaus, Pflegeheim oder mobil unterwegs in der Hauskrankenpflege
3. die medizinische Fachkräfte, also die Ärztinnen und Ärzte, die sowohl ambulant als auch stationär ihrer Tätigkeit nachgehen

Vier Personengruppen also, deren gutes Benehmen AM und IM Krankenbett dafür verantwortlich ist, wie sich ein Aufenthalt in einer Gesundheitseinrichtung gestaltet und die alle vier auch mitverantwortlich für die Qualität des Aufenthaltes und das Ergebnis der Behandlung sind.

© Der/die Autor(en), exklusiv lizenziert an Springer-Verlag GmbH, DE, ein Teil von Springer Nature 2026
M. Schäfer, *Gutes Benehmen AM und IM Krankenbett*, essentials,
https://doi.org/10.1007/978-3-662-73085-0_2

Die obige Liste ließe sich noch erweitern:

- Profis aus den verschiedenen Therapierichtungen (Physio-, Ergo-, Logo-Therapie usw.)
- Sanitäterinnen und Sanitäter der Rettungsorganisationen
- Verwaltungsangestellte mit Kontakt zu Patientinnen und Patienten und deren Angehörigen in Einrichtungen des Gesundheitswesens
- Mitarbeiterinnen und Mitarbeiter in öffentlichen Einrichtungen, zu deren Agenden der Kontakt mit Patientinnen und Patienten und deren Angehörigen gehören, z. B. Versicherungen, Gemeindeämter usw.

Weiters ließe sich auch die Gruppe der Zugehörigen nennen.

- Während „Angehörige" oft auf Familienmitglieder (Herkunftsfamilie und Gegenwartsfamilie) beschränkt ist, umfasst der Begriff „Zugehörige" ein breiteres Spektrum an Beziehungen, einschließlich nicht- oder weit entfernter verwandten Personen, die eine wichtige Rolle im Leben einer Person spielen. Das können z. B. Nachbarinnen und Nachbarn, Arbeitskollegen und Arbeitskolleginnen, Vereinsmitglieder oder Vertreter und Vertreterinnen einer Religionsgemeinschaft sein.

  Alle diese Personengruppen mögen sich mit diesem Buch ebenfalls als angesprochen betrachten. Aus Gründen der Lesbarkeit benenne ich in den weiteren Ausführungen ausschließlich die vier erstgenannten Personengruppen – die Ärztinnen und Ärzte, die Mitarbeitenden in der Pflege, die Patienten und Patientinnen und deren Angehörige.

  Eine weitere Unterscheidung dieser vier Personengruppen ist aber für dieses Buch noch viel bedeutsamer als das AM oder IM Krankenbett.
- Medizinische und pflegende Mitarbeiterinnen und Mitarbeiter sind Dienstleistungserbringer, d. h. ihre Tätigkeiten entsprechen Standards, die im Rahmen einer Anstellung und einer professionellen Dienstleistung zu erbringen sind. Dazu gehören neben den fachlichen Qualifikationen auch entsprechende soziale Umgangsformen, die sich in der Arbeit mit Patienten und Patientinnen und deren Angehörige zeigen. Diese sind zu erwarten, zu erbringen, zu verlangen und einzufordern (siehe mehr dazu mit den 75 Impulsen, die ich im Buch „Soziale Kompetenzen in Gesundheitsberufen" skizziert habe).
- Die beiden Personengruppen – Patientinnen bzw. Patienten und deren Angehörige – sind die Dienstleistungsempfänger. Von ihnen sind fachliche Qualifikationen nicht zu erwarten, aber soziale Umgangsformen und ein Bemühen im Prozess der Betreuung und Pflege sehr wohl. Werden die Erwartungen an ein

höfliches sowie bemühtes Zusammenarbeiten nicht erfüllt, kann der Mangel an Respekt und Anerkennung Frustration, Demotivation und Kränkungen bei den Dienstleistungsausführenden zur Folge haben.

Während es zu ersterem Paar – den Dienstleistungserbringern – sehr viel Literatur gibt und diese Inhalte mitunter auch in den Curricula der Ausbildungen gelehrt werden, lässt sich zum 2. Paar – den Dienstleistungsnehmern – kaum Quellen finden, die die Umgangsformen oder das Benehmen von Patienten bzw. Patientinnen und deren Angehörigen zum Thema haben. Einzelne Schilder in Ambulanzen und auf Stationen, die Respekt gegenüber den Angestellten einer Gesundheitseinrichtung einfordern, sind die einzigen Hinweise, dass dieses Thema virulent ist.

Diese Zuordnung der vier Personengruppen in zwei Paare – Dienstleistungsgeber und Dienstleistungsnehmer – ist für das weitere Buch bedeutsam. Allerdings sollte daraus nicht abgeleitet werden, dass es innerhalb dieser Paare nicht auch Klärungsbedarf gibt, was einen wertschätzenden Umgang betrifft. Auch zwischen den beiden Partnern der Fraktion „Dienstleistungsgeber" – also dem medizinischen und dem pflegenden Personal – kann es Spannungen und Konflikte geben, die auf mangelhafte Umgangsformen zurückgehen. Genauso auch innerhalb der Fraktion „Dienstleistungsnehmer" – auch zwischen Patientinnen und Patienten und deren Angehörigen können respektlose und abwertende Kommentare und Verhaltensweisen beobachtet werden.

Im nächsten Kapitel soll nun geschildert werden, weshalb dieses Thema eine so große Bedeutung hat. Dies wird am besten durch tatsächlich erlebte Situationen und Aussagen illustriert. Liebe Leser, liebe Leserinnen – wappnen Sie sich.

Bedside Manners zwischen gutem Benehmen und unangemessenem Verhalten – Geschichten und Begegnungen

3

Mit dem Untertitel dieses Buches – „Ein anstößger Leitfaden für medizinische und pflegende Profis sowie für Patientinnen und Patienten und deren Angehörige" – werden vier Personengruppen benannt, die allesamt für die Bedside Manners Verantwortung haben. Der Begriff Bedside Manners wird im Englischen nahezu ausschließlich auf die Personen mit einer medizinischen oder pflegerischen Ausbildung bezogen, nicht auf Patientinnen und deren Angehörige. Ich nehme mir die Freiheit diesen Begriff großzügig auszuweiten und „Krankenbettmanieren" – so die schwerfällige deutsche Übersetzung – auch für Patientinnen und deren Angehörige in diesem Buch zu formulieren.

Was mit diesem Begriff gemeint ist, benennt einen Interaktionsprozess, der niemals standardisiert abgewickelt werden kann und darf, sondern immer wieder auf Neue gestaltet werden will. Für Patienten und Patientinnen ist ein Aufenthalt in einer Einrichtung des Gesundheitswesens bzw. die Anspruchnahme von Hilfe nahezu immer mit Emotionalität verbunden – Ängste, Sorgen, Zweifel, Hilflosigkeit, Kontrollverlust usw. – und deshalb braucht es die stete Aufmerksamkeit der professionellen Helferinnen und Helfer. Von diesen ist eine professionelle Zugewandtheit mit entsprechend höflichem Benehmen und respektvollen Verhalten auch zu erwarten, denn sie ist Teil des Berufs.

> Manieren im Krankenzimmer sind allerdings nicht nur von den ärztlichen und pflegenden Profis zu erbringen, sondern genauso auch von Patienten, Patientinnen und ihren Angehörigen. Angst, Schmerzen, Sorgen lassen uns manchmal die Contenance verlieren, aber sie sollten nicht dazu führen, dass wir die Kinderstube vergessen.

© Der/die Autor(en), exklusiv lizenziert an Springer-Verlag GmbH, DE, ein Teil von Springer Nature 2026
M. Schäfer, *Gutes Benehmen AM und IM Krankenbett*, essentials,
https://doi.org/10.1007/978-3-662-73085-0_3

Falls Sie, lieber Leser und liebe Leserin, zur Gruppe der Patientinnen und Patienten und Angehörigen gehören und denken, dass soziale Kompetenzen ausschließlich die Profis im Gesundheitsbereich angehen und nur von diesen zu erbringen sind, dann irren Sie sich: Soziale Kompetenzen sind ein gesellschaftliches Thema, das alle angeht. „Sozial kompetent" zu sein, verlangt Kinderstube, Respekt und Anerkennung gegenüber den Bemühungen der medizinischen und pflegenden Profis, Toleranz, das Aushalten von Ambiguitäten und ein konsenswilliges Verhalten. Vor allem zeigt sich soziale Kompetenz in einer respektvollen und höflichen Gebarung.

Wenn Ihnen, liebe Patientin bzw. lieber Patient, liebe Angehörige, ein gedeihliches Miteinander im Sinne der therapeutischen Allianz (siehe Kap. 4) wichtig ist und Ihnen Respekt und Wertschätzung gezeigt werden soll, dann braucht es diese Tugenden auch von Ihrer Seite.

▶   Respekt und Höflichkeit sind keine Frage der Freiwilligkeit, sondern
     diese Tugenden sind immer zu erbringen, denn wo Menschen mit
     Menschen arbeiten, braucht es Spielregeln.

Wenn solche Spielregeln fehlen, dann kommt es zu Interaktionen wie den im Folgenden geschilderten. Diese Geschichten sollen Ihnen, liebe Leserinnen und Leser, verdeutlichen, wie dringend notwendig es ist über gutes Benehmen AM und IM Krankenbett zu sprechen. Bei manchen der Situationen und Aussagen wird Ihnen, lieber Leser und liebe Leserin, vermutlich die Spucke wegbleiben – bei mir war das der Fall.

Ärztin – Patient

„Ein Patient (79) sucht die Notaufnahme mit akuten Kreislaufproblemen auf. Erstmaßnahmen stabilisieren den Zustand. Der Patient fragt – in der Annahme, dass der Aufenthalt über Nacht sei – danach, wie lange er wohl im Krankenhaus bleiben müsse. Die Ärztin erwidert: ‚Sie sind ein Sozialfall, Sie bleiben nicht hier.'" (Bericht eines Patienten).

Patienten und Patientinnen – Pflegerinnen und Pfleger

„Onkologische Tagesklinik: Ein älterer Patient (über 80 Jahre) äußert mir gegenüber, er würde gerne sehen, ob meine Haare unter dem Dienstgewand auch so dunkel sind wie meine Kopfhaare." (Bericht einer Pflegerin).

Die Auswahl einer einzigen Geschichte in der Kategorie „Patient/Patientin – Pflege" fiel mir besonders schwer, da ich von Seminarteilnehmenden viele Begebenheit geschildert bekommen habe. Von Beschimpfungen („du depperter Trampel") über

Kommentaren zum Leibesumfang („Bitte schickt's mir die Dicke nicht mehr. Wenn ich im Bad stürze, kommen wir beide nicht mehr vom Fleck!") hin zu anzüglichen Bemerkungen („Ich darf dich angrapschen, wo ich will – ich bin ein Mann.") und zu Drohungen („Dir müsste man ordentlich eine runterhauen, damit dir klar wird, wann du deine Fresse zu halten hast."), Infragestellen von Kompetenz („Hol dir Zettel und Stift, weil du Pflegetrottel kapierst ja sonst nicht, was ich von dir will.") und rassistischen Äußerungen („Das Kopftuchweib will ich nicht im Haus!") reicht die Palette von Patienten und Patientinnen, die keineswegs eine psychische Beeinträchtigung oder Erkrankung für ihr Verhalten geltend machen können. Alle diese Personen wussten, was sie sagten. So auch eine ältere Dame, die meinte: „Ich muss nicht höflich zu dir sein – ich bezahle dich für deine Leistung."(alle Zitate von Pflegerinnen und Pflegern).

Angehöriger – Patientin

„Ein Angehöriger (Ehemann) einer frischgebackenen Mutter wurde lautstark aggressiv, weil seine Frau mit einer anderen Patientin im Zimmer lag, die seiner Meinung nach ,zu türkisch' war. Die Patientin sprach jedoch perfekt Deutsch, trug kein Kopftuch und war äußerst gut integriert. Der Angehörige beschimpfte sie lautstark als Ausländerin und drohte ihr sogar körperlich (gehobene Faust). Ich war in diesem Moment allein im Dienst und musste zwischen die beiden treten, um die Situation zu entschärfen." (Bericht einer Pflegerin).

Pfleger – Patientin

„Krankenhaus, ein paar Tage nach einer Operation einer Patientin. Ein Pfleger, der sehr schlecht mit Arbeitsdruck umgehen konnte, schob eine Patientin im Rollstuhl in den Aufenthaltsraum, schaltete den Fernseher ein, fragte nicht nach Programmwünschen und ging. Die Fernbedienung hat er der Patientin nicht gegeben. Ihren Bitten, die sie mehrmals aussprach, sie ins Zimmer zurückzubringen, kam er nicht nach. Erst als die Patientin begann laut zu rufen, holte er sie ab, aber sichtlich verärgert und mürrisch." (Bericht einer Mit-Patientin).

„Als ich selbst als Patientin in einem Krankenhaus war, hörte ich durch die Wand im Nebenzimmer laute Stimmen. Eine ältere Frau, vermutlich an Demenz erkrankt, rief immer wieder den Namen ,Hildegard' und ,Ich will Hildegard' und ,Wo ist Hildegard?'. Das ging einige Zeit so, unterbrochen von Pausen, die nicht lange dauerten. Ein Pfleger, der mir bereits durch seine grobe und unsanfte Art aufgefallen war, wurde dadurch derart genervt, dass er sich dann auf einen Streit mit der Dame einließ mit den Worten ,Ich habe dir schon Hunderte Male gesagt, dass Hildegard nicht da ist, dass du im Krankenhaus bist' usw." (eigener Bericht, mehr dazu in meinem Buch „Soziale Kompetenzen in Gesundheitsberufen, S. 121").

„Die Geschichte verlief so: In einem Krankenhaus liegt eine Patientin, ca. 63 Jahre alt, die einen Unfall gehabt hatte und nun mit mehreren Knochenbrüchen und Prellungen behandelt wird. Sie ist auf jede Hilfe angewiesen, weil sie nicht selbständig aufstehen oder sich aufrichten kann. Ihre Krankenakte ist umfangreich – sie war in der 1. Hälfte ihres Lebens drogenkrank und hatte in Folge dessen Hepatitis C. Die Drogenerkrankung bekam sie in den Griff, sie gründete eine Familie, absolvierte eine Pflege-Ausbildung, arbeitete in einem Altersheim und war nun in Pension. Abends kommt besagter Pfleger ins Zimmer und legt ihr die Thrombose-Spritze aufs Bett mit den Worten ‚Du kannst dir die Spritze selber geben, das bist du ja gewöhnt.‘" (eigener Bericht, mehr dazu in meinem Buch „Soziale Kompetenzen in Gesundheitsberufen, S. 143").

Patient – Ärztin/Arzt

„Unfallambulanz, Samstag 23 Uhr 50. Gutsituierter 60-jähriger Mann mit Beschwerden am Zeigefinger, Unfall vor zwei Wochen. Beim Aufrufen beklagt er sich, dass er eine Stunde warten musste, da er morgen eine Bergwanderung machen möchte. Die Ärztin weist ihn darauf hin, dass viel los ist und er kein Akutfall sei und fragt, warum er mit diesem Anliegen um diese Uhrzeit komme – wohlgemerkt, sie ist sehr höflich und sachlich. Patient antwortet der Ärztin: ‚Jammern Sie mich nicht an, Sie haben sich den Beruf ja ausgewählt.‘" (Bericht einer Pflegerin).

„Ein Mann beschwert sich lautstark und unflätig darüber, dass seine Frau von einem männlichen Arzt untersucht wird." (Bericht einer Pflegerin).

Arzt – Patientin

Überschrift in der österreichischen Tageszeitung „Der Standard" vom 09.12.25:

„Primar in niederösterreichischem Krankenhaus nach KZ-Vergleich entlassen

Der Arzt soll bei einer internen Besprechung über eine Patientin gesagt haben, dass ihr ‚nur noch Auschwitz helfen‘ würde."

(Muzayen Al-Youssef: Primar in niederösterreichischem Krankenhaus nach KZ-Vergleich entlassen. Der Standard, 09.12.2025, https://www.derstandard.at/story/3000000299819/primar-in-niederoesterreichischem-krankenhaus-nach-kz-vergleich-entlassen).

Angehörige – Bewohnerin

„In einem Wohn- und Pflegeheim. Eine Tochter besucht ihre Mutter häufig, mind. dreimal in der Woche. Sie zwingt ihre Mutter zum Essen, indem sie ihr die Gabel oder den Löffel fast in den Mund schiebt, obwohl die Mutter noch Essen im Mund hat. Sie redet auf die Mutter ein wie auf ein krankes Pferd und sagt ihr, was sie alles tun soll und wo sie mitmachen muss. Es ist offensichtlich, dass sie ihrer Mutter nicht zuhört, sondern sie will tun, was in ihrer Macht steht, damit es der Mutter besser geht, obwohl diese müde ist und nur Ruhe haben will." (Bericht eines Pflegers).

Arzt – Pflegerin
„In einem Operationssaal. Es herrschte eine konzentrierte Atmosphäre. Der operierende Arzt bewarf die OP-Assistentin mit blutigen Tupfern, beschimpfte sie und ließ Skalpelle fallen, nachdem ihm die Assistentin ein Instrument gereicht hatte, das er nicht brauchen konnte. Nach der OP beschimpfte er die OP-Assistentin vor dem Team auf das Ärgste und nannte sie bei allen möglichen Namen. Dieser Arzt war bereits als cholerisch bekannt. Zu Anfang seiner Tätigkeit entschuldigte er sich noch nach der OP, wenn er wieder mal ausgezuckt war, aber mit der Zeit tobt er sich immer öfters aus, ohne sich zu entschuldigen. Sein Verhalten wurde im Laufe der Jahre nie zurückgewiesen, weil das Team Verständnis für die nervenaufreibende Arbeit bei einer OP hatte. Allerdings verließen einige Pflegerinnen und Pfleger das Team, weil sie sich nicht trauten ihn zurechtzuweisen." (Bericht einer Pflegerin).

Patientin – Patientinnen
„In einem Krankenhaus, ein Dreibettzimmer. Eine Patientin telefoniert sehr laut und lange mit ihren Verwandten und Freundinnen, sodass die anderen beiden Frauen die Gespräche mit anhören müssen. Sie berichtet auch über deren Krankheiten und beschwert sich lautstark über die Pflege, weil sie ihr Zimmer mit einer Frau mit Demenz teilen muss." (Bericht einer Patientin).

Ärztin – Arzt
Eine junge Ärztin fragt einen 77-jährigen Arzt, ob sich eine kleine OP am Knie zur Erhaltung der Beweglichkeit in seinem Alter noch rentiert. Sie sagt: „Zahlt sich dies für Sie noch aus?" (Bericht einer Angehörigen)

Angehörige – Pflege
„Hauskrankenpflege. Ein Klient ist 2× wöchentlich zum Verbandswechsel eingeteilt. Uhrzeit ist immer ähnlich. Der Klient war 2× nicht anwesend, auf Anruf hat er nicht reagiert. Um 12 Uhr meldet sich die Lebensgefährtin: ‚Wo seid's ihr? Wir bezahlen schließlich dafür, dass ihr die Arbeit macht, auch wenn's später wird.' Klient und Lebensgefährtin waren zur vereinbarten Zeit in ihrer Wohnung beim Kaffeetrinken. ‚Ihr wisst's ja genau, wer ich bin, dann könnt's wohl zu mir in die Wohnung kommen, um zu schauen, ob wir dort sind.'" (Bericht einer Pflegerin).

„Pflegeperson geht ins Zimmer – Sohn von Bewohnerin kommt frisch geduscht aus dem Badezimmer. Zuerst denkt sich die Pflegeperson noch nichts. Da sie jedoch am nächsten Tag eine ähnliche Situation nochmals erlebt, spricht sie den Sohn darauf an. Dieser ganz frech und selbstverständlich: ‚Natürlich dusche ich jetzt bei der Mama. Ich zahle auch genug dafür, dass sie jetzt da ist.'" (Bericht eines Pflegers).

Pflege – Angehörige
„Wir hatten kürzlich fast eine Eskalation auf der Station bei uns im Altersheim. Eine Kollegin von mir hatte eine sehr dezidierte Meinung zu einer Tochter, dass sie nämlich ihre Mutter ins Heim abgeschoben hat. Sie meinte, dass eine Versorgung daheim möglich wäre, wenn die Tochter ihren Beruf bzw. ihre Karriere einschränken würde. Die Kollegin konnte das nicht direkt sagen, aber indirekt gab sie es der Tochter öfters zu verstehen. Sie sagte solche Sätze wie z. B. ‚Wenn die Mama daheim wäre, dann …' oder ‚Wir haben halt nicht so viel Zeit für Ihre Mutter, wie sie gerne hätte. Daheim wäre das möglich.' Oder: ‚Die Mama fragt immer wieder, wann sie nach Haus kommen kann.' Irgendwann wurde es der Tochter zu viel und sie konfrontierte die Kollegin damit, dass sie den Eindruck habe, dass sie nicht damit einverstanden sei, dass die Mutter hier im Heim sei. Die Kollegin druckste herum, aber danach im Dienstzimmer zog sie über die Tochter lautstark her und nannte sie ‚egoistisch, arrogant, besserwisserisch, frech, das Sozialsystem ausnützend usw.'" (Bericht einer Pflegerin).

Arzt – Patientin
„Im Aufklärungsgespräch fragte ich nach den Nebenwirkungen eines Medikaments. Die Antwort des Arztes: ‚Das sage ich Ihnen nicht, denn ich schätze Sie als hysterischen Charakter ein und deshalb werden Sie alle Nebenwirkungen bekommen, wenn ich sie aufzähle.'" (eigene Erfahrung).

Liebe Leserin, lieber Leser: Was sagen Sie zu diesen Geschichten? Sollten Sie selbst noch Geschichten zu erzählen haben, dann bitte schreiben Sie mir: soziale. kompetenzen.gesundheitsberufe@aon.at.

Nochmals möchte ich betonen, dass die vielen, vielen Interaktionen zwischen den vier Personengruppen in den allermeisten Fällen gut gelingen, von Respekt und Höflichkeit zeugen und konstruktiv auf Augenhöhe verlaufen. Aber wie die obigen Geschichten dokumentieren, ist es notwendig dieses „heiße Eisen" des guten Benehmens zu beschreiben und Anstöße für medizinische und pflegende Profis sowie für Patientinnen und Patienten und deren Angehörige zu geben, damit eine gedeihliche und konstruktive Zusammenarbeit gewährleistet ist. Die empathieförderlichen Übungen und Fragen, die Sie in den nächsten Kapitel erwarten, sollen ebenfalls helfen diesen Leitfaden nicht nur kognitiv und intellektuell zu verstehen, sondern dessen Bedeutung auch emotional nachvollziehen zu können.

Die obigen Begebenheiten sind unstrukturiert und ohne Absicht gereiht. Auch Häufungen sind zufällig, diese haben sich ergeben im Laufe des Zeitraums, in dem ich an diesem Buch geschrieben habe. Die erste Geschichte möchte ich explizit analysieren und auch Maßnahmen skizzieren, die auf eine solche Begebenheit folgen sollten:

Zur Erinnerung:

Ärztin – Patient

„Ein Patient (79) sucht die Notaufnahme mit akuten Kreislaufproblemen auf. Erstmaßnahmen stabilisieren den Zustand. Der Patient fragt – in der Annahme, dass der Aufenthalt über Nacht sei – danach, wie lange er wohl im Krankenhaus bleiben müsse. Die Ärztin erwidert: ‚Sie sind ein Sozialfall, Sie bleiben nicht hier.'" (Bericht eines Patienten).

Liebe Leserin, lieber Leser: Was halten Sie von dieser Geschichte? Wie würde es Ihnen ergehen, wenn Sie als „Sozialfall" bezeichnet werden würden? Ist dieses kommunikative Verhalten der Ärztin respektlos und unhöflich? Ich meine – ja. Die Ärztin verwendet zwar keine Schimpfworte oder ignoriert den Patienten, aber durch den unbedachten Gebrauch eines abwertenden Begriffs kränkt sie diesen. Die Etymologie des Begriffs Respekt erklärt, weshalb dieses Verhalten respektlos war. „Re-spekt" heißt nämlich Rücksicht. In diesem Fall hätte die Rücksicht darin bestanden, dass die Ärztin reflektiert hätte, welche Gefühle ein solcher Begriff bei dem Patienten auslösen kann.

Der Patient kannte den Begriff „Sozialfall" ausschließlich aus den Diskussionen über den Wohlfahrtsstaat mit der Bedeutung einer Person, die auf Sozialhilfe angewiesen ist bzw. diese unrechtmäßig bezieht. Dies war bei diesem Patienten ganz und gar nicht der Fall und er fühlte sich abgestempelt als Almosenempfänger, dem die „milde Gabe" eines Krankenbettes verwehrt wurde.

Eine zweite Interpretation der Verwendung des Begriffs „Sozialfall" ist auch noch denkbar. Nämlich dass die Ärztin ausdrücken wollte, dass der Patient Betreuung brauche, aber keine professionelle Pflege und dass diese Betreuung auch durch Familienangehörige leistbar sei, dass sich also sein soziales Umfeld um ihn kümmern kann.

Welche der beiden Interpretationen sind für Sie, lieber Leser, liebe Leserin, nachvollziehbar? Vielleicht geht es Ihnen wie mir – keine trifft zu. Bei der ersteren wäre es eine inkorrekte Verwendung des Begriffs „Sozialfall" aufgrund dessen, dass der Patient eben keine Sozialhilfe bezieht. Bei der zweiten Interpretation wäre ein vollkommen anderer Inhalt gemeint, aber mit einem abwertenden Begriff bezeichnet.

Was hat also nun diese Ärztin dazu bewogen einen solchen Satz auszusprechen und einen Patienten derart zu brüskieren? Ich gehe davon aus, dass sie nicht mit böser Absicht einen solchen Begriff verwendet hat, sondern aus Ahnungslosigkeit, aus Ignoranz und aus Unbedachtheit, was ihre Worte anrichten können und welche Verletzung diese erzeugen können. Allerdings hatte diese Ärztin bereits den Ruf eine sehr grobe und ungehobelte und ganz und gar nicht patientenorientierte Sprache zu pflegen.

Was also ist zu tun?

1. Auch wenn Patientinnen und Patienten auf pflegerische und medizinische Hilfe angewiesen sind, müssen sie auf keinen Fall ein solches Verhalten tolerieren und daran leiden. Deshalb empfehle ich die direkte Konfrontation mit der Ärztin – leicht gesagt, schwer getan. In diesem Fall herrschte erst mal Sprachlosigkeit. Als der Patient seine Argumente formulieren konnte, vergingen Tage und die Gelegenheit war vorbei. Nichtsdestotrotz empfehle ich es ein detailliertes Gedächtnisprotokoll anzulegen und an die Beschwerdestelle der Gesundheitsorganisation zu schicken. Nur wenn dieser Mut von mehreren, manchmal von vielen Personen aufgebracht wird, kann es zu Änderungen kommen. Liebe Patientin, lieber Patient, nehmen Sie das Schreiben eines Beschwerdebriefes auch als Gelegenheit die eigene Sachlichkeit wieder zu bekommen und nützen Sie die kathartische Wirkung des Protokollierens. Das Absenden sollte ein Ritual sein, das Ihnen ermöglicht die negativen Emotionen abzulegen und die Episode abzuschließen.
2. Die Einsicht, dass ein Fehlverhalten von ihrer Seite vorliegt, muss diese Ärztin selbst erlangen. Wenn sie selbst zu wenig Reflexionsvermögen hat, muss ihr Verhalten durch die Beschwerdeschreiben gespiegelt werden, damit sie weiß, welche Folgen ihre unbedachten Äußerungen haben können. Sie mag fachlich eine gute Ärztin sein – das wurde ihr auch von diesem Patienten attestiert -, aber der Arztberuf ist eben nicht nur Fachlichkeit, sondern auch ein adäquates Benehmen gegenüber Patientinnen und Patienten und dazu gehört auch die korrekte Verwendung von Sprache und Begriffen.
3. Keine Organisation im Gesundheitswesen darf es sich erlauben Personen, deren sprachliches Verhalten brüskierend und verletzend ist, schalten und walten zu lassen. Im Fall dieser Ärztin war der Geschäftsführung bereits bekannt, dass sich Beschwerden über sie häufen. In solch einem Fall braucht es den Mut der Geschäftsführung die Angelegenheit ernst zu nehmen, zu einem

Gespräch einzuladen, gegebenenfalls eine Mahnung auszusprechen und entsprechende Weiterbildungsmaßnahmen zu empfehlen und deren Wirkung auch zu kontrollieren.

Die therapeutische Allianz – „am gleichen Strang *in* die gleiche Richtung"

4

Nichts Geringeres als ein Paradigmenwechsel ist notwendig, wenn es zu einer besseren Verständigung und besseren Kommunikation auf der Basis von Respekt und Höflichkeit zwischen den Profis im Gesundheitswesen und Patientinnen bzw. Patienten und Angehörigen kommen soll. Und auch zwischen den Profis selbst und auch zwischen Angehörigen und Patienten und Patientinnen.

Ein Paradigmenwechsel ist ein grundlegendes Umdenken, ein fundamentaler Wandel in den Annahmen und Praktiken innerhalb einer Profession, einer wissenschaftlichen Disziplin oder eines Fachgebiets. Ein solcher Paradigmenwechsel vollzieht sich nicht abrupt, sondern ist ein schrittweiser Prozess, der auf Veränderungen in der Erkenntnis, in technologischen Entwicklungen und in der Gesellschaft reagiert. Ein Paradigmenwechsel kann zu einer neuen Denkart führen und erfordert deshalb entsprechende Rahmenbedingungen und Instrumente. Diese gewandelten Rahmenbedingungen und Instrumente müssen erst entwickelt werden. Das erfordert innovatives Denken und in die Zukunft gerichtetes Handeln. Ein solches Instrument für eine gedeihliche Zusammenarbeit zwischen den vier Personengruppen kann die therapeutische Allianz sein, die im Folgenden skizziert ist.

Ein Wandel hin zu einer innovativen Haltung, die überhaupt einen solchen Change ermöglicht, braucht – so ein modernes Wort – Exnovation. Exnovation ist die Vorgängerstufe vor der Innovation, salopp gesagt ist es das Hinterfragen und Rauskehren veralteter Theorien, Strukturen und Verhaltensweisen. Ein Kehraus, der notwendig ist, um überhaupt Neuem Raum geben zu können.

M. Schäfer, *Gutes Benehmen AM und IM Krankenbett*, essentials, https://doi.org/10.1007/978-3-662-73085-0_4

► Was muss also zuerst rausgekehrt werden – aus den Stationen und aus den Köpfen? Es ist die Grundannahme einer Hierarchie, einer hierarchischen Ordnung.

Liebe Leserin, lieber Leser, ich möchte mit Ihnen hier ein Gedankenexperiment machen, das ich in vielen Seminaren durchführe: Wenn Sie die vier Personengruppen – Arzt/Ärztin, Patient/Patientin, Pflegende, Angehörige – in eine hierarchische Ordnung bringen sollten – wie würden Sie das tun? Ich mache dieses Experiment mit vielen Menschen und in den allermeisten Fällen wird eine Rangordnung innerhalb der professionellen Gruppen genannt, die in Gesundheitsorganisationen arbeiten: oben der Arzt, die Ärztin – unten die Pflegenden. Bei den Patientinnen und Patienten gibt es größere Unterschiede: hier steht ebenfalls die Ärztin bzw. der Arzt oben, aber manchmal wird die Patientin, der Patient gleichberechtigt gesehen, in einem partnerschaftlichen Verhältnis. Dies ist vor allem bei jüngeren Generationen der Fall, die mit einem Verständnis von Gleichberechtigung aufgewachsen sind. Die Pflege rangierte ebenfalls manchmal auf der gleichen Ebene, aber manchmal auch unten. Angehörige sind so gut wie nie ganz oben gereiht, manchmal gleichberechtigt neben Patientin/Patient und Pflegenden.

Dass einer hierarchischen Rangordnung Gültigkeit gegeben wird, wäre dann kein Problem, wenn alle vier Parteien sich auf Augenhöhe begegnen würden, wenn also nicht Status die Beziehung bestimmt und ein Weisungsrecht ableitet, sondern alle – mit der jeweiligen Kompetenz – ebenbürtig agieren würden. Wenn also keine Randordnung von einem Oben und einem Unten die Beziehung beeinflusst. Doch diese verkrusteten Strukturen sind in vielen Köpfen noch virulent und erzeugen kränkende Konflikte, wie Sie aus den Geschichten ableiten können. Alter, Geschlecht, Ausbildung, akademische Laufbahn oder Position innerhalb des Unternehmens sind nur einige der Kriterien, aus denen hierarchische Ordnungen abgeleitet werden.

Oben – unten – das ist die der Hierarchie immanente Logik. Eine Hierarchie hat immer eine innere Randordnung, die Positionen oder Personen nach Autorität, Kompetenz oder Bedeutung einstuft, wobei höhere – übergeordnete – Ebenen mehr Macht und Einfluss haben und damit eine Befehlskette schaffen. Mit einer höheren Ebene geht zumeist auch eine größere Verantwortlichkeit einher, zumindest findet man dies in Organisationen, Unternehmen, dem Militär, der Kirche oder dem Staat. Eine Hierarchie dient der Organisation und deren Abläufen und der Koordination, indem sie vertikal agiert. Dies erlaubt Kontrolle und Effizienz.

Patientinnen und Patienten und Angehörige und zunehmend auch die Pflegekräfte hinterfragen deren Positionen innerhalb der Hierarchie dieser Doxa. Doxa bezeichnet Pierre Bourdieu (franz. Soziologe, 1930–2002) die Gesamtheit der tief verwurzelten und als selbstverständlich angenommenen – und in vielen Fällen auch hingenommenen – Annahmen und Überzeugungen in einer Gesellschaft als ein Faktum. Die Hinterfragung einer solchen Doxa kann Irritationen, sogar starke Erschütterungen auslösen und Widerstand gegen Änderung erzeugen, denn als natürlich vorausgesetzte Ordnungen haben mitunter Tradition, die auch Sicherheit und Prestige bieten können.

> ▶ Nicht weniger als ein solcher Paradigmenwechsel ist allerdings vonnöten, um eine therapeutische Allianz als Ergebnis des Prozesses zu ermöglichen.

Was nun könnte anstelle einer hierarchischen Ordnung treten und damit eine ebenbürtige und für alle am Prozess Beteiligten gleichberechtigte therapeutische Allianz ermöglichen? Es sind heterarchische Prinzipien, die das Fundament dafür bereiten können. In einer Heterarchie, die sich mit „Gleichrangigkeit" übersetzen lässt, stehen die Akteurinnen und Akteure auf der gleichen Ebene, bringen aber unterschiedliche Expertisen und Blickwinkel ein. Der Autonomie der handelnden Personen wird große Bedeutung gegeben, ebenso auch der Eigenverantwortung. Die Autorität begründet sich nicht durch Status oder der Position innerhalb einer Organisation, sondern jedes Mitglied einer Heterarchie hat Autorität – und damit Stimme und das Recht gehört zu werden. Ein solches Verständnis von Autorität leitet keine Hierarchie aufgrund von Fachwissen ab, sondern stellt die Meinungen und die Handlungskompetenzen von Patientinnen und Patienten und deren Angehörigen auf die gleiche Ebene.

> ▶ Der gemeinsame Dreh- und Angelpunkt einer therapeutischen Arbeitsbeziehung – und damit der Zweck einer solchen Beziehung – ist es gesundheitliche Probleme der Patienten und Patientinnen zu klären, so gut wie möglich zu beheben und so weit wie möglich nachhaltig zu lösen. Für diesen Zweck sind allerdings nicht nur die professionellen Helferinnen und Helfer alleine zuständig, sondern alle vier Mitspieler müssen „am gleichen Strang in die gleiche Richtung" ziehen, damit der Aufenthalt so angenehm wie möglich wird und eine optimale Situation geschaffen wird. Diese Metapher des „Am gleichen Strang *in* die gleiche Richtung" ist die kürzeste Beschreibung einer therapeutischen Allianz.

Die therapeutische Arbeitsbeziehung ist in der Psychotherapie-Forschung ein wohl dokumentierter Faktor für den Therapieerfolg. Weshalb wird über diese

Allianz in medizinischen und pflegerischen Kontexten und Behandlungen nicht öfters diskutiert? Die Etymologie deutet doch eindeutig darauf hin – der Begriff Therapie stammt aus dem Altgriechischen und bedeutet „Dienst", „Pflege" oder „Betreuung". Der Kern des Begriffs ist also eine Form des Dienstes an Personen oder einer Sache gewidmet, sei es als Pflege, Wartung oder als medizinische Behandlung und Heilung. Das Konzept der therapeutischen Allianz lässt sich somit auf die Behandlung von Krankheiten jeglicher Art übertragen und auch auf die verschiedenen Behandlungssettings, nicht allein nur auf die psychotherapeutische Praxis.

Über „Shared decision making" oder „informed consent" gibt es recht viel zu lesen, aber die therapeutische Arbeitsbeziehung geht über diese beiden Herangehensweisen weit hinaus. Sowohl „Shared decision making" als auch „informed consent" sind Methoden einer therapeutischen Beziehung, aber die Kooperationsbereitschaft, die einer therapeutischen Allianz immanent ist, ist mehr – es ist eine Frage der Haltung. Die Beziehungsgestaltung zwischen den medizinischen und pflegende Profis und Patientinnen und deren Angehörigen ist nicht nur getragen von der Kunstfertigkeit in der Anwendung von kommunikativen Methoden, sondern braucht ein starkes Fundament in der Haltung von allen vier beteiligten Gruppen. Die therapeutische Arbeitsbeziehung ist deutlich mehr im Konzept der Adhärenz verankert als im veralteten Konzept der Compliance, denn sie setzt auf Kooperation und Augenhöhe. Diese Augenhöhe spiegelt sich auch in einem Zitat aus einem Standardwerk zur therapeutischen Arbeitsbeziehung wider, das ich hier anführe: „Der Therapeut ist in dem Therapie-Team der Experte für die Klärung und Lösung von Problemen und für das therapeutische Prozessgeschehen; der Klient ist Experte für die zu verändernden Inhalte, die Ziele und die Umsetzung neuen Handelns in den Alltag. Therapeut und Klient bilden somit in der therapeutischen Beziehung ein *Experten-Team* mit unterschiedlichen Kompetenzen und Aufgaben. Dieses Experten-Team muss im Rahmen der Beziehung kooperieren, wenn der Zweck der Therapie erreicht werden soll." (Sachse 2016, S. 14, kursiv im Original).

Mit dieser Erläuterung von Sachse sind zwei Experten-Rollen definiert:

- Die Experten-Rolle der Patientinnen und Patienten auf der einen Seite mit ihrer Expertise für ihren Körper, ihren Alltag, ihren Willen, ja, mitunter sogar für ihre Zukunft.
- Die Experten-Rolle der pflegenden und medizinischen Profis auf der anderen Seite mit ihrem Fachwissen, das sie sich durch Ausbildungen und Fortbildungen und Erfahrungen erworben haben.

- Nachdem in diesem Buch vier Personengruppen angesprochen werden, gebührt auch den Angehörigen eine Experten-Rolle: nämlich für ihre jeweiligen Familienmitglieder, deren Bewältigungsstrategien in der Vergangenheit, deren Alltagsgestaltung, deren Ressourcen usw.

Sachse spricht die gemeinsame Verantwortung explizit an, indem er den Begriff „Allianz" verwendet. „Der Begriff der ‚therapeutischen Allianz' geht weit über die Frage der Beziehungsgestaltung *durch den Therapeuten* hinaus: Allianz bezieht sich nicht nur auf die Handlungen des Therapeuten, sondern darauf, was Therapeut *und* Klient zu einer konstruktiven Beziehung beitragen, also auf Aspekte *beider* Interaktionspartner. … wird deutlich, dass Allianz nicht nur die Handlungsseite des Therapeuten erfasst, sondern *auch* die Wahrnehmungsseite des Klienten, also das *Ergebnis* der Therapeuten-Handlungen." (Sachse 2016, S. 20, kursiv im Original) Sachse führt weiters aus, dass das Ergebnis somit nicht nur vom Handeln des Therapeuten abhängt, sondern auch von der „Aufnahmebereitschaft" des Klienten bzw. von dessen Widerstand (ebd).

Was nun ist also diese therapeutische Allianz, die tatsächlich einen Paradigmenwechsel in der Beziehungsgestaltung zwischen Patienten und deren familiäre Unterstützung sowie Angehörigen der medizinischen und pflegenden Berufsgruppen herstellen würde? Der Begriff Allianz gibt schon die Richtung vor – denn durch eine Allianz werden die handelnden Personen auf ein gemeinsames Ziel eingeschworen, das durch eine Zusammenarbeit erreicht werden soll. Der Begriff „Allianz" kommt vom lateinischen Verb „alligare" und bedeutet „verbinden". Die ursprüngliche Bedeutung von „Allianz" liegt also in der Vorstellung eines Bündnisses, das durch das Verbinden von Elementen oder – im Fall der therapeutischen Allianz – durch das Verbinden von Personen entsteht, die ein gemeinsames Ziel verfolgen.

▶ Ein solches Bündnis basiert auf Vertrauen, Kooperationswillen, gegenseitigem Verständnis und Respekt. Eine starke therapeutische Allianz ist entscheidend für den Erfolg der Behandlung, weil sie den Patientinnen und Patienten und deren Angehörigen das Gefühl gibt sicher zu sein und unterstützt zu werden. Sie verlangt aber auch, dass Patientinnen und deren Angehörige sich aktiv am Behandlungsprozess beteiligen und die Bemühungen der Ärzteschaft und Pflegerinnen anerkennen und wertschätzen. Ein solches Bündnis braucht engagierte und verlässliche Partner und Partnerinnen, die willens sind am Zweck des Bündnisses – der gesundheitlichen Problembearbeitung und -lösung – aktiv und engagiert mitzuwirken.

Damit eine solche therapeutische Arbeitsbeziehung entsteht und aufrecht erhalten bleibt, braucht es förderliche Faktoren vonseiten der pflegenden und medizinischen Profis:

- Respektvoller und höflicher Umgang mit den Patientinnen und Patienten und deren Angehörigen
- eine patientenorientierte Sprache und Kommunikation mit Bedacht auf Vorwissen, Wortwahl und Tempo der Informationsgabe und -verarbeitung
- eine empathische Haltung und Anerkennung des Gegenübers in dessen Situation
- Vertrauensbildende Rahmenbedingungen
- Autonomiewahrung und Respekt vor der Selbstbestimmung der Patienten und Patientinnen
- Anerkennung der Coping-Strategien von Patientinnen und Patienten und deren Angehörigen
- Ehrlichkeit, Zuverlässigkeit
- Lösungsorientierter Fokus auf Behandlungsziele usw.

Nicht nur von den Profis in medizinischen und pflegenden Berufen sind förderliche Verhaltensweisen zu erwarten und zu leisten, sondern auch vonseiten der Patientinnen und Patienten und deren Angehörigen:

- Respektvoller und höflicher Umgang mit den Profis in einer Gesundheitseinrichtung
- Wille zur Zusammenarbeit
- Gegebenenfalls Anerkennung der Grenzen des Machbaren und des Leistbaren
- Übernahme von Verantwortung für den eigenen Prozess der Krankheitsbewältigung
- Bereitschaft zur Auseinandersetzung mit der Krankheit und der Bedeutung für die Zukunft
- Lösungsorientierter Fokus auf Behandlungsziele

> ▶ In einer Kurzformel lassen sich diese Faktoren so zusammenfassen: *Wissen und Wille ergeben Wirksamkeit.*

Neben dem Fachwissen brauchen die Profis auch *Wissen* in Bezug auf die Psychologie des Patienten bzw. der Patientin und deren Angehörigen, die Dynamiken im Krankheitsgeschehen wie z. B. die Berner Bewältigungsformen (BEFO), Coping-Strategien, Methoden wie motivierende Gesprächsführung, Fragetechniken usw.

und den *Willen* zu einem anerkennenden und respektvollen Umgang mit Patientinnen und deren Angehörigen auf Augenhöhe. Vonseiten der Patienten und Patientinnen und der Angehörigen braucht es den *Willen* für eine konstruktive Zusammenarbeit, die von Respekt und Höflichkeit geprägt ist, die aber auch Grenzen akzeptiert. All dies zusammen ergibt dann *Wirksamkeit* für den Genesungsprozess durch diese therapeutische Allianz.

Sowohl medizinische als auch pflegende Profis setzen sich mit Patientinnen und Patienten und deren Krankheitsbildern und Behandlungsplänen und Heilungsprozessen auseinander – auf einer fachlichen Ebene. Aber darüber hinaus auch in der Begegnung – also in einer kommunikativen Beziehung.

> Die therapeutische Allianz geht noch einen Schritt weiter als diese Auseinander-Setzung – sie *setzt zusammen*, nämlich alle Partnerinnen und Partner, und dies auf Augenhöhe. Sich zusammenzusetzen und alle Perspektiven auf den aktuellen Stand und die jeweilige Situation zu hören, anzuerkennen und gemeinsam – alle vier Personengruppen und wenn nötig noch weitere wichtige Partner – nach einem konstruktiven Umgang zu suchen, das ist ein Arbeitsbündnis, das lösungsorientiert ist.

Zwei Kernaspekte sind einer solchen starken Allianz zu eigen:

- eine tragfähige Beziehungsebene, auf der Vertrauen herrscht und ein respektvoller und höflicher Umgangston angewandt wird
- eine fachliche Ebene der ehrlichen Information, der Therapieanwendung und Therapietreue, der Unterstützungsangebote in einer schwierigen Lebensphase usw.

Wird eine therapeutische Allianz nicht angestrebt, sind Konflikte vorprogrammiert. Es folgen Missverständnisse, evt. Rückzug und Resignation bei Patientinnen und Patienten, Konfrontationen usw.

Die Ingredienzien für gutes Benehmen AM und IM Krankenbett 5

Ingredienzien sind Zutaten für eine Gesamtkomposition. Folgende Zutaten für ein Rezept für gutes Benehmen AM und IM Krankenbett und eine therapeutische Allianz werde ich im Folgenden skizzieren.

- Augenhöhe
- Soziale Regeln für Respekt und Höflichkeit
- Vertrauen

Bevor Sie nun weiterlesen, bitte ich Sie, liebe Leserin und lieber Leser, innezuhalten und sich Gedanken zu machen über diese Begriffe. Sie gehören ja vermutlich einer der vier Personengruppen an, die ich mit diesem Buch adressiere? Was bedeutet für Sie Augenhöhe? Ist diese für Sie erstrebenswert und erweisen Sie sie anderen Menschen? Gehen Sie mit Respekt und Höflichkeit mit den anderen drei Personengruppen um?

Sie haben die Geschichten aus Kap. 3 noch im Kopf? Gibt es eine, die Ihrer Meinung nach besonders anstößig ist und Ihnen besonders aufgestoßen ist? Nun bitte ich Sie diese Geschichte zu analysieren anhand dieser oben genannten Zutaten. Ist in dieser Begegnung Augenhöhe zwischen den Partnern feststellbar? Zeugt die Kommunikation von Respekt und Höflichkeit, wurden soziale Regeln für gutes Benehmen eingehalten?

Falls Sie – wie ich annehme – diese Fragen ganz oder partiell mit Nein beantworten, dann werden Sie verstehen, weshalb diese Ingredienzien für eine tragfähige Arbeitsbeziehung wichtig sind. Diese geben ihr Form und Rahmen und Inhalt.

© Der/die Autor(en), exklusiv lizenziert an Springer-Verlag GmbH, DE, ein Teil von Springer Nature 2026

M. Schäfer, *Gutes Benehmen AM und IM Krankenbett*, essentials, https://doi.org/10.1007/978-3-662-73085-0_5

5.1   Augenhöhe

Lieber Leser, liebe Leserin, gibt es unter Ihnen jemanden, der bzw. die meint, dass Augenhöhe IM und AM Krankenbett nicht wichtig sei? Bitte überlegen Sie kurz.

Augenhöhe ist ein gewichtiges Wort, das nicht achtlos oder leichtfertig ausgesprochen werden sollte.

> Die Augenhöhe ist das Fundament, auf dem die Beziehung zwischen den verschiedenen Personengruppen in Gesundheitsorganisationen gestaltet werden sollte. Weg vom hierarchischen Prinzip, das leider noch viel zu oft gelebt wird, hin zu einer Ebenbürtigkeit – nicht des Wissens, nicht der Position, sondern in der zugrundeliegenden Haltung.

Ebenbürtigkeit – eine der vielen Umschreibungen für Augenhöhe. Das Wort stammt aus dem Mittelalter, das vor allem zwei Bedeutungen hat: jemandem gleichgestellt zu sein und die gleichen Fähigkeiten zu haben. „Jemandem gleich gestellt zu sein" lässt sich umschreiben mit „gleichwertig", also von gleichem Wert, zu sein und dies erzeugt automatisch die Augenhöhe, wenn beide Partner auf gleiche Höhe gestellt sind, sodass sie sich in die Augen schauen können. Mit einer Haltung der Superiorität, der Überlegenheit, des Besserwissens, in die Interaktion zu treten, verlangt vom Gegenüber die Haltung der Inferiorität, der Unterordnung, ja, sogar der Unterwürfigkeit und des Gehorsams – und das wird nicht immer gegeben und damit entsteht eine Spannung und daraus folgend evt. Konflikte.

Die 2. Deutung – „die gleichen Fähigkeiten zu haben" – wird zumeist mit der Eigenschaft der Stärke verbunden und dann sehr oft mit Gegnerschaft – „ein ebenbürtiger Gegner", z. B. im Sport oder in einer Debatte. Da handelt es sich dann eher um einen Schlagabtausch auf Augenhöhe und weniger um eine wertschätzende Augenhöhe.

Gerade das – „ein ebenbürtiger Gegner" – sind Patientinnen und Patienten und Angehörige ganz sicher nicht (wobei diese hoffentlich niemals von medizinischen und pflegerischen Profis als Gegner gesehen werden, ebenbürtig oder nicht). Patienten und Patientinnen sind mitunter mitgenommen von einer Krankheit und von Ängsten und sind schwach und kraftlos, fühlen sich ausgeliefert und ohnmächtig. Da braucht es ganz sicher keine Machtkämpfe um Informationen, Aufmerksamkeit, Zeit usw. Aber auch umgekehrt kann es zum Gefühl einer Gegnerschaft bei Patienten und Patientinnen und deren Angehörigen kommen, nämlich dann, wenn deren Bedürfnissen nach Wahrgenommen werden, nach Anerkennung, nach Respekt vonseiten der Profis nicht abgedeckt werden. Oder auch, wenn die Ärztinnen und Ärzte als die Überbringer schlechter Nachrichten als Gegner personifiziert werden oder die Pflegenden durch ihre Pflegehandlungen Grenzen überschreiten – auch dann kann es zu Machtkämpfen kommen, für die hoffentlich die Profis Verständnis haben und adäquat reagieren.

Die folgende Sammlung von Aspekten zur Augenhöhe gibt diesem so wichtigen Faktor für eine gelingende therapeutische Allianz Kontur. Manche der folgenden Aspekte richten sich mehr an die Patientinnen und Patienten sowie an deren Angehörige, manche mehr an die Profis in den Gesundheitsorganisationen. Manche betreffen alle Gruppen gleichermaßen. Eine Teilung ist nicht möglich und auch nicht beabsichtigt – um Augenhöhe herzustellen, braucht es die Fähigkeit der Empathie und diese erfordert Beweglichkeit und Flexibilität sich auf das Gegenüber einzustellen. Deshalb bitte ich Sie, liebe Leser und Leserinnen, sich bei jedem der unten angeführten Aspekte zu überlegen, an welche der vier genannten Personengruppen sich dieser jeweilige Punkt wohl richtet.

- Damit die Augenhöhe gelingen kann, braucht es eine Auflösung der hierarchischen Grundannahme. Menschen begegnen sich in einem bestimmten Kontext zu einem bestimmten Zweck – der Heilung, der Betreuung, der Begleitung, der Therapie usw. Das Anliegen der professionellen Gestaltung dieses Prozesses sollte im Mittelpunkt stehen. Nicht die jeweilige Position, nicht die Beurteilung, wer es besser weiß, wer mehr weiß usw., sondern die optimale Gestaltung eines Beziehungsprozesses. Kundenverständnis von Seiten der Patientinnen und hohe Ansprüche von Angehörigen sind da genauso wenig hilfreich wie ein ärztlicher Habitus von oben herab.

▶ Deshalb braucht Augenhöhe einen Schritt zur Seite, um Platz zu machen für andere Perspektiven.

- Augenhöhe verlangt Präsenz, ein Gegenwärtig-sein, in der Gegenwart sein. Deshalb ist Augenhöhe auch Ohrenhöhe – dem Gegenüber zuzuhören, ausreden zu lassen, unterschiedliche Standpunkte zu akzeptieren.

▶ Für Augenhöhe braucht es nicht nur die Augen, sondern auch die Ohren, das Herz und den Verstand.

- Wird die Augenhöhe gewährt, ist das Herablassung. Diese Person empfindet sich als höhergestellt und gesteht dem Gegenüber eine Gnade zu, z. B. Informationen oder Zeit.

> Sich auf Augenhöhe zu begegnen, ist keine Frage der Position innerhalb einer Hierarchie und hat nichts mit akademischen Ausbildungen, dem Bankkonto oder Fachwissen zu tun, sondern Augenhöhe ist die Form des Umgangs miteinander und diese ist eine Entscheidung.

- „Von Angesicht zu Angesicht" – auch das eine Umschreibung der Augenhöhe – bedeutet eine unmittelbare Begegnung von Person zu Person. Dieser Punkt ist gerade da wichtig, wo die Körperhaltung aufgrund von Bettlägerigkeit zwangsläufig einen Höhenunterschied erzeugt. Die Situation z. B. bei den täglichen Visiten ist ein Paradebeispiel dafür, wie wichtig ein Verständnis von Augenhöhe ist angesichts eines Pulks von weißgekleideten Personen, die sich um ein Bett versammeln und allein durch die Anzahl eine Übermacht bilden.

> Augenhöhe besteht darin, dass nicht über die Person im Bett hinweg gesprochen wird, sondern mit ihr. Und diese Person im Bett hat die Augenhöhe Fragen zu stellen und nicht anschließend an die Visite eine Pflegeperson zu fragen, was denn da besprochen worden ist.

- Die Augenhöhe richtet sich an den Kopf des Gegenübers, mehr noch – baut eine Brücke von Augenpaar zu Augenpaar und lässt damit auch zu, dass auf dieser Brücke Interesse, Offenheit, Empathie, Mitgefühl transportiert werden.

> Die Augenhöhe spricht nicht von oben herab auf den Scheitel des Gegenübers und richtet sich auch nicht auf Zehenspitzen auf, um einen Gleichstand zu erreichen.

- Augenhöhe verlangt ein Gewahr-sein der eigenen Persönlichkeit und Meinungen, der momentanen Befindlichkeiten.

> Augenhöhe braucht Impathie – dies ist die auf sich selbst gerichtete Fähigkeit der Selbstreflexion und sich selbst akzeptierend und wertschätzend wahrzunehmen und zu verstehen. Provokant formuliert: Ohne Impathie ist Empathie nicht möglich.

- Diese erwähnte Impathie braucht Spiegelung von sich selbst. Es ist die Eigenschaft sich selbst ins Gesicht zu sehen, in die Augen zu schauen, im Spiegel zu betrachten. Bei Patientinnen und Patienten kann das sogar ein Blick in eine abgelehnte, angsterfüllte Realität sein. Ein Blick in eine solche Wirklichkeit – „etwas vor Augen führen", auch das eine Umdeutung der Augenhöhe – braucht behutsame Begleitung und verständnisvolle Akzeptanz, um dann dieser Wirklichkeit „auf Augenhöhe gewachsen zu sein".

▶ Deshalb: Augenhöhe kann auch ein Blick nach innen sein, sich selbst auf Augenhöhe zu begegnen.

- Augenhöhe ist ein Bemühen um einen Dialog, aber nicht um ein diffuses Wir zu erzeugen oder dem Gegenüber die eigene Meinung überzustülpen.

▶ Augenhöhe ist auf das Anliegen der Patientinnen und Patienten fokussiert und bemüht in einer symmetrische Beziehung durch Fragen und Antworten eine bestmögliche Situation zu schaffen.

- Augenhöhe sieht im Gegenüber nicht die Krankheit oder die Diagnose, sondern den Menschen in Not, die Persönlichkeit. Dies gilt für die medizinischen und pflegenden Profis. Aber auch für die Angehörigen. Und die Patientinnen und Patienten? Auch diese sind dazu aufgefordert in den Pflegenden und Ärzten bzw. Ärztinnen nicht die Erbringerinnen und Erbringer von Diensten zu sehen, sondern deren Bemühen anzuerkennen und deren Menschlichkeit zu schätzen.

▶ Augenhöhe sieht den Menschen – im Bemühen und in der Not.

- Augenhöhe schaut in die Augen. Im Begriff werden ja auch die Augen erwähnt, in die geschaut wird, nicht auf das Datenblatt oder in den Bildschirm oder das Smartphone.

▶ Augenhöhe ist nicht Datenblatthöhe oder Bildschirmhöhe oder Smartphonehöhe.

- Augenhöhe, so habe ich oben geschrieben, richtet sich nicht an den Scheitel, sondern an das Gesicht des Gegenübers. Das erlaubt das Gesicht des Gegenübers wahrzunehmen und auch das Gesicht wahren zu lassen. Abfällige Bemerkungen und Gesten beinhalten nicht Augenhöhe, sondern sind genau das – Abfall, der von oben herabfällt, weil eine Person sich eine höhere Position anmaßt.

▶   Augenhöhe wahrt das Gesicht.

• Augenhöhe ist keine Gnade, sie wird nicht gewährt oder erteilt, sondern ermöglicht durch Ermächtigung. In der englischen Sprache gibt es neben der Bezugnahme auf die Augen – „eye level" – noch eine andere Bezeichnung für die Augenhöhe – „to meet on equal footing". Dies bedeutet, dass Augenhöhe dann vorhanden ist, wenn alle Partnerinnen und Partner die gleiche Höhe haben. Wenn also nicht Status die Augen auf die gleiche Höhe erhebt, sondern der Informationsstand, eben das „equal footing".

▶   Augenhöhe ist Ermächtigung durch Gleichstand – v. a. durch den gleichen Informationsstand.

• Die Augenhöhe ist auf der gleichen Ebene, also horizontal und damit ist schon vorweggenommen, dass die Augenhöhe den gleichen Horizont herstellt. Nicht den selben Horizont, den wir alle haben verschiedene Perspektiven durch Fachwissen, Betroffenheit, Emotionen usw., aber die Augenhöhe berücksichtigt diese Unterschiedlichkeiten und erlaubt trotzdem den gleichen Stellenwert.

▶   Das Anliegen des Gegenübers „ernst nehmen", indem es wertgeschätzt wird – auch das eine Beschreibung der Augenhöhe.

5.2   Soziale Regeln für Respekt und Höflichkeit

Soziale Regeln sind Richtlinien und geben Anweisung, welches Verhalten in einer bestimmten Situation angebracht ist und welches nicht. Dabei haben Regeln immer auch eine gewisse Unschärfe, denn im Vergleich zu Gesetzen, die eine klare Grenzziehungen haben, bei denen es ein „Richtig" und ein „Falsch" gibt, sind Regeln fluide. Gesetze verlangen die Anerkennung einer souveränen Autorität und die Pflicht zum Gehorsam seitens aller dieser Autorität Untergebenen. Gesetze haben einen verbindlichen Charakter und bei Nichteinhaltung von Gesetzen gibt es Konsequenzen. Regeln sind mehr Leitlinien für informelle Verhaltensweisen, deren Einhaltung das soziale Miteinander reguliert. Regeln sind nicht erzwingbar und bestrafbar (außer vielleicht in der Kindererziehung), sondern es wird vielfach vorausgesetzt, dass Regeln des sozialen Zusammenlebens in der Kinderstube bzw. in den Bildungsinstitutionen gelehrt und gelernt worden sind.

Weil ich in vielen Seminaren und Unterrichten und Coachings und durch eigene Erfahrungen erleben musste, dass Regeln des sozialen Zusammenlebens in den Abteilungen der Gesundheitsbetriebe nicht selbstverständlich sind, befasste ich mich im Laufe der letzten Jahre immer mehr damit. Deshalb habe ich die „Treppe der professionellen sozialen Kompetenz" für Professionistinnen und Professionisten in Gesundheitsorganisationen entwickelt und hoffe, dass sie Eingang findet in die Ausbildungen für pflegende und medizinische Berufe, sprich: für alle Dienstleistungserbringerinnen und -erbringer, die mit Menschen arbeiten. Die Treppe hat einen scheinbar normativen Charakter. Normativität beschreibt die Verbindlichkeit, wie etwas sein sollte und findet Anwendung in Bereichen wie Recht, Moral, Soziologie und Philosophie, wo sie das Verhalten und die Entscheidungen von Menschen leitet. Damit die Treppe aber mit Leben erfüllt wird, muss sie diskutiert werden und braucht einen offenen Dialog über diese Begriffe, die die Stufen bilden. Das ist das Potenzial dieser Treppe – dass sie solche Diskurse anstoßen kann.

> ► Es ist dringend notwendig über Verhaltensregeln zu sprechen. Dieses Tabu muss gebrochen werden, weil die Nichteinhaltung von sozialen Spielregeln viel Leid und Zorn erzeugt – und zwar bei allen vier Gruppen.

Manche Organisationen behelfen sich mit Plakaten, die in Eingangsbereichen und auf Stationen aufgehängt werden und fordern zu Respekt gegenüber den Mitarbeiterinnen und Mitarbeitern auf. Das ist ein Appell, der aber allzu häufig unbeachtet im Alltag verhallt.

Die Basis jeglichen Zusammenlebens und Zusammenarbeitens ist der Respekt und die Höflichkeit, die einander erwiesen werden. Körtner führt aus, dass es für pflegende Gesundheitsberufe eine „moralische Verpflichtung zu Respekt und Achtung" gibt (Körtner 2013, S. 26). Gibt es eine ähnliche moralische Verpflichtung für die Empfänger und Empfängerinnen von sozialen Dienstleistungen? Nein, eine moralische Verpflichtung nicht und auch keine rechtliche Handhabe, wenn Respekt und Achtung nicht erbracht werden. Aber Respekt und Höflichkeit zu erweisen kann auch einen sehr eigennützigen Grund haben, denn respektlose Patientinnen und Patienten und Angehörige schaden sich mitunter selbst, indem sie nicht auf Kooperation und Augenhöhe setzen, sondern auf Machtgefälle und Dominanz.

Patienten und Patientinnen und Angehörige haben Beschwerdestellen und Ombudspersonen, bei denen sie sich beraten lassen können und Hilfe bei ungebührlichem Benehmen vonseiten des pflegenden und medizinischen Personals bekommen können. Aber wohin wenden sich Pflegende und Ärztinnen und Ärzte, wenn Patienten und Patientinnen und Angehörige respektlos sind? Hier besteht eine Fürsorgepflicht des Arbeitgebers Entlastungsgespräche anzubieten, hier braucht es ein offenes Ohr der Führungspersonen, Schulungen, Supervisionen usw. und auch Mut der Geschäftsführung sich in aller Klarheit vor die Mitarbeiterinnen und Mitarbeiter zu stellen bzw. hinter sie, wenn z. B. anmaßende Forderungen gestellt werden, sexistische oder rassistische Bemerkungen gemacht werden usw. Zwingend notwendig wären in meinen Augen auch längerfristige Kampagnen über Medien zu initiieren, die dieses Thema im Mittelpunkt haben. Längerfristig deshalb, da nur durch permanente Wiederholungen tatsächlich Verhaltensveränderungen herbeigeführt werden können. Eine einmalige Aktion ist da zu wenig.

Ich stelle die Treppe, die nun im Folgenden skizziert ist, gerne als Diskussionsgrundlage für eine solche Kampagne oder für Aushangplakate zur Verfügung. Durch ihren aufsteigenden Charakter – eine Bewegung, die ja einer Treppe immanent ist – werden ihre Inhalte aufeinander aufbauend verdeutlicht. Die Treppe besteht aus vier Stufen und sieht folgendermaßen aus:

Treppe der sozialen Kompetenzen

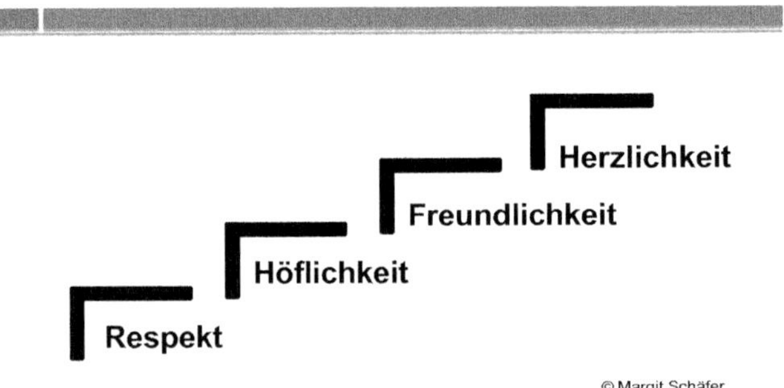

(Quelle: Eigene Darstellung)

Im Kontext dieses Buches sind vor allem die ersten beiden Begriffe von Bedeutung. Der Respekt und die Höflichkeit sind die fundamentalen Stufen, auf denen aufbauend Freundlichkeit und Herzlichkeit gezeigt werden können. Ohne Respekt und Höflichkeit ist Freundlichkeit bloße Schauspielerei. Herzlichkeit, die sich aus spontaner Sympathie bildet, ist ein Geschenk, das nicht selbstverständlich entsteht und schon gar nicht eingefordert werden kann, sondern durch gegenseitiges Mögen und Interesse erwächst.

Viele Arbeitsbeziehungen zwischen Patientinnen und Patienten und deren Angehörigen mit den pflegenden und medizinischen Profis erklimmen die Stufe der Herzlichkeit, aber bei weitem nicht alle. Das muss auch nicht sein. Die Stufe der Freundlichkeit sollte als Ziel für *alle vier* Personengruppen angestrebt werden. Aber die Stufen des Respekts und der Höflichkeit MÜSSEN in Arbeitsbeziehungen IM und AM Krankenbett IMMER eingehalten werden. Deshalb definiere ich diese beiden Begriffe hier in Kürze.

Respekt

Wir wissen (oder glauben zu wissen), was mit diesem Begriff gemeint ist. „Achtung" und „Anerkennung", zwei Synonyme für den Respekt, geben dem Begriff Kontur.

> ▶ Jemanden zu respektieren als Person und diesen anzuerkennen als Menschen ist das Fundament des Respekts, der jedem Menschen gebührt. Als Mensch. Punkt. Das ist die Basisvoraussetzung, die in einer Arbeitsbeziehung gezeigt werden sollte. Und diese Minimalstanforderung ist unabhängig von Status, Position in der Hierarchie, Ausbildungsgrad, Herkunft, Alter oder Geschlecht.

Ich bitte Sie, liebe Leserin und lieber Leser, die obigen Geschichten in Kap. 3 nochmals zu lesen und jene herauszufiltern, die auf Respektlosigkeit hinweisen. Sie werden feststellen: Sehr häufig wird bei Respektlosigkeit der eigenen individuellen Beurteilung (Verurteilung) des Gegenübers Wahrheitsgehalt und Absolutheitsanspruch zugesprochen. Respektlosigkeit missachtet Gefühle, Grenzen und Rechte des Gegenübers und kann offen, z. B. durch Beleidigungen oder Demütigungen, Frechheit und Verachtung gezeigt werden, oder subtiler durch Ignorieren oder absichtlichen Ausschluss oder nicht ernst nehmen oder – im Falle der Dienstleistungserbringerinnen und -erbringer – die Reduktion auf eine Funktion bzw. Leistungserbringung gegen Bezahlung.

Ein weiterer wichtiger Aspekt von Respektlosigkeit ist das bewusste Abstandnehmen von Anstandsregeln gegenüber bestimmten Personengruppen. Die sog. -ismen sind hier mitunter am Werk. -ismen sind Begriffe, die verschiedene Ideologien oder Denkrichtungen bezeichnen. Diese sind insoweit kein Problem, da wir alle Weltanschauungen haben, ja, diese zu unserer Identität beitragen und unsere

Individualität ausmachen. Problematisch werden die -ismen dann, wenn daraus eine Rangordnung abgeleitet wird, dass eine Gruppe einer anderen Gruppe überlegen ist. Das ist exakt das Gegenteil von Respekt.

Einige -ismen wurden in den Geschichten in Kap. 3 praktiziert: Rassismus, Sexismus, Ableismus, Klassismus – diese lassen sich noch leicht identifizieren. Andere geschilderte Respektlosigkeiten sind nicht klar einem -ismus zuordenbar, sondern sind mitunter ganz einfach nur der eigenen Überheblichkeit geschuldet, die auf Unwissenheit oder Dummheit basiert. Überheblichkeit – das Wort setzt eine innere Landkarte voraus, die auf einer Hierarchie mit einem Oben und Unten beruht. Dieses „Sich-drüber-heben" innerhalb einer hierarchischen Ordnung kann z. B. auch innerhalb einer Berufsgruppe herrschen, etwa aufgrund des Ausbildungsgrades bei Pflegeberufen oder aufgrund der Position im Organigramm einer Organisation bei ärztlichem Personal. Da wird mitunter aus Dünkel das Recht abgeleitet bestimmten Personen gegenüber respektlos sein zu dürfen, z. B. auf Höflichkeitsformen zu verzichten oder zu ignorieren. Aber auch Patienten und Patientinnen und Angehörige können solch überhebliche Tendenzen haben, z. B. indem die Profis in Gesundheitsorganisationen als Dienerschaft behandelt wird, die zur Erfüllung von Wünschen herumkommandiert werden darf und die beleidigt werden darf, ohne dass es Konsequenzen hat.

Diesen Personen sei hier mit einem Aphorismus geantwortet, der Gerhard Uhlenbruck (1929–2023, dt. Arzt und Aphoristiker) zugeordnet wird: „Wer auf dem hohen Ross sitzt, hat auf das falsche Pferd gesetzt." Weshalb?

> ► Wer respektlos ist, verliert Achtung. Er oder sie demonstriert vielleicht Macht und Überlegenheit, verliert damit aber die Achtung des Gegenübers.

Respekt gleicht Ungleichheit nicht aus, denn grundlegender, zwischenmenschlicher Respekt – so wichtig er auch ist – reicht nicht aus, um tief verwurzelte, systemische oder strukturelle Ungleichheiten in der Gesellschaft zu beheben. Denn Respekt ist eine individuelle Haltung, während hingegen Ungleichheit ein strukturelles Problem ist, das mit ungleicher Verteilung von Ressourcen, Macht, Chancen und Rechten zu tun hat. Aber wer mit Respekt in einer Begegnung agiert, kann strukturelle Ungleichheiten mildern.

Höflichkeit

Höflichkeit ist eine Tugend und beruht auf Respekt vor dem Gegenüber. Sie basiert auf Wertschätzung gegenüber dem/der Anderen aufgrund des So-Sein, wie diese Person ist – damit gibt die Höflichkeit einen individuellen Freiraum. Sie ist mehr als nur das Befolgen von gesellschaftlichen Normen, Benimmregeln, Etikette oder bloßes Eintrainieren von Manieren. Benimmregeln unterscheiden sich historisch, kulturell, schichtabhängig und individuell und können viele Bereiche umfassen, z. B. Ansprache, duzen-siezen, Gesprächskultur, Begrüßungen, Hygiene usw.

> ▶ Viele der Benimmregeln können gelernt werden, aber Höflichkeit ist mehr – sie ist eine grundlegende Haltung.

Höflichkeit ist keine natürliche, angeborene Verhaltensdisposition, die in die Wiege gelegt wird, sondern ist ein erlerntes Produkt von Erziehung, Sozialisation, Kultur und der aktuellen Ära der geltenden Umgangsformen. Höflichkeit als „Schmiermittel der Kommunikation", wie sie manchmal bezeichnet wird, sichert das soziale Leben und den Zusammenhalt in einer Gesellschaft – sie ist also nicht nur Schmiermittel, sondern auch Kitt. Sie tut dies dadurch, dass Regeln zur Verfügung gestellt werden, die wie Leitplanken fungieren. Diese Leitplanken stehen aber immer auch zur Disposition und haben keine Allgemeingültigkeit, da sie sich im Laufe der Zeit verändern. Der fluide Charakter der Höflichkeitsformen erlaubt somit Anpassung durch eine flexible Gestaltung von Beziehungen, über Kategorien wie Alter, Geschlecht, Status usw. hinweg. Aber ein sehr bedeutsamer Aspekt ist der Höflichkeit immanent, der in Diskussionen über Höflichkeit zu wenig rezipiert wird – der Höflichkeit liegt eine Einstellung zugrunde, die auf Kooperation und demokratischen Werten beruht.

> ▶ Höflichkeit umfasst soziale Normen und Umgangsformen, die darauf abzielen, dem Gegenüber Anerkennung zu geben, indem ihm oder ihr die Ehre von höflichen Verhaltensweisen gezeigt wird und die ihn oder sie damit als Teil einer Gemeinschaftsgruppe inkludieren und damit Sicherheit geben.

Nach diesem Loblied, das ich der Höflichkeit gesungen habe, stellt sich die Frage, weshalb es denn überhaupt Unhöflichkeit und unhöfliche Personen gibt. Da gibt es vier Antworten:

1. Unhöflichkeit aus Unwissenheit über Höflichkeitsformen
2. Bewusste und absichtliche Respektlosigkeit und Unhöflichkeit

3. Aus dem Gefühl der Unsicherheit – psychischer Stress
4. Unhöflichkeit aufgrund von Zeitdruck

1. Unhöflichkeit aus Unwissenheit über Höflichkeitsformen
Höflichkeitsformen verändern sich und sind nicht für ewige Zeiten gültig. Ein gewisses Grundwissen über Höflichkeitsformen sollte bereits vorhanden sein, aber Adaptionen sind im Laufe eines Lebens notwendig – dies betrifft z. B. eine Anpassung an unterschiedliche Begrüßungsformen oder Ansprachen.

> ► Manche Unhöflichkeit aus Unwissenheit kann allerdings verziehen werden, wenn grundsätzlich eine respektvolle Haltung gezeigt wird und die Lernwilligkeit vorhanden ist Höflichkeitsformen zu erlernen, die nicht der eigenen Generation oder der eigenen Kultur entstammen.

2. Bewusste und absichtliche Respektlosigkeit und Unhöflichkeit
Unhöfliche Personen, die respektloses Benehmen haben aus hybriden Vorstellungen der eigenen Person oder Position, sind arrogant und hochnäsig und agieren auf eine Art und Weise, die sie – wären sie in der umgekehrten Rolle – vehement ablehnen würden und sich beschweren würden. Diese hochmütigen Personen erzeugen beim Gegenüber ausschließlich negative Reaktionen – Wut, Zorn, Ärger oder – schlimmstenfalls – Resignation. Wenn Menschen den Eindruck haben, dass ihnen Höflichkeitsformen nicht gewährt werden, sich diese hochmütigen Menschen „über sie drüber stellen", weil sie es scheinbar nicht nötig haben höflich zu sein bzw. sie den Eindruck haben es sich erlauben dürfen unhöflich zu sein, kann das zu Gefühlen von Kränkung führen und das Gefühl der Minderwertigkeit auslösen. Diesen herablassenden und geringschätzigen Menschen sei pointiert mit einem Zitat geantwortet, dessen Herkunft unbekannt ist.

> ► „Wenn ein Kopf besonders hoch getragen wird, ist er wahrscheinlich hohl."

3. Aus dem Gefühl der Unsicherheit – psychischer Stress
Dem „Drüberstehen" und den Eindruck zu haben Höflichkeitsformen nicht erbringen zu müssen, mag ein Überlegensheitspostulat zugrunde liegen, das seine Ursache in einer Verunsicherung hat. Klingt das widersprüchlich? Nur scheinbar. Die Artikulation von Überlegenheit und das entsprechende Benehmen entspringen nämlich mitunter tiefen Unsicherheiten in einer ungewohnten Situation, geringem Selbstwertgefühl und dem starken Bedürfnis nach externer Bestätigung und Anerkennung

der Individualität sowie dem Wunsch Kontrolle über die Situation zu haben, um die inneren Ängste zu verbergen. Dieser psychische Stress betrifft vor allem Patienten und Patientinnen und deren Angehörige. Wer verstehen möchte, wie dieser scheinbare Widerspruch funktioniert, kann sich ein Pendel vorstellen. Wenn es stark in die eine Richtung ausschlägt, folgt als Re-Aktion auch ein starker Ausschlag in die andere Richtung. Wo große Ängste, Sorgen, Unsicherheiten herrschen, da ist das Bedürfnis nach Kontrolle der Situation auch besonders groß. Liebe Leserin, lieber Leser: Sie sind vielleicht vertraut mit dem Unterschied zwischen Bedürfnissen und Wünschen? Kurz gesagt: Ein Wunsch ist aufschiebbar und kann auch unerfüllt bleiben, wohingegen ein Bedürfnis, vor allem ein Primärbedürfnis wie Sicherheit das Dasein, die Gedanken und Gefühle erfüllt. Vermeintlich beruhigende Sätze wie „Regen Sie sich nicht auf" oder „Haben Sie keine Angst" sind vergebliche Liebesmüh, wenn das Innere vor Angst zittert und das Gefühl von Verunsicherung das Denkvermögen beeinflusst. Das Bedürfnis nach Kontrolle mag sich dann darin zeigen, dass ein Status hergestellt wird, der auf einer Hierarchie beruht und das Weglassen von Höflichkeitsformen als Symbol von höherem Status einschätzt.

Ein weiterer wesentlicher Aspekt, der zu herablassendem Verhalten führen kann, ist das Bedürfnis nach Anerkennung, nach schlichtem Wahrgenommen-werden. Kein Nummer zu sein, kein Krankenakt, nicht nur Körper, sondern auch ein denkendes und fühlendes Wesen mit Charakter und Individualität.

> ▶ Wenn das „Gib auf mich acht" und das „Achte mich" zu wenig von pflegenden und medizinischen Profis gezeigt wird, kann dies zu einem „Nimm dich vor mir in Acht" führen. Die Drohung mit Beschwerden, Anzeigen, Leserbriefen usw. ist ein Schutzmantel vor Achtlosigkeit und Nicht-Anerkennung. Da wird dann die Herablassung – also die Bewegung von oben nach unten   schnell zu einem „Wadlbeißen", also zu einer Abwehrbewegung, die Aufmerksamkeit verlangt, aber eben „zwickt".

4. Unhöflichkeit aufgrund von Zeitdruck

Höfliche Umgangsformen wie Ansprache, warten, an Türen klopfen, dem Gegenüber Zeit für Antworten geben usw. werden bei Zeitdruck ziemlich bald über Bord geschmissen. Die Aufgabe, die erledigt werden muss, steht als Ziel vor Augen und hinderliche Tätigkeiten, die nicht unmittelbar zur Erledigung der Aufgabe dienen, werden dann mitunter vernachlässigt. Der Tunnelblick des Stress verändert die Wertigkeit von guten Umgangsformen. Diese werden zugunsten der Zielerfüllung beiseitegelegt. Die Wahrnehmung des Gegenübers wird reduziert auf dessen Funktion (bei den Dienstleistungserbringern) oder auf dessen Krankheit (bei Patientinnen und Patienten).

> ▶ Unhöflichkeit aus Zeitdruck ist übrigens einer der stärksten Brandbeschleuniger, der zu Eskalationen und Konflikten führen kann.

Nachdem ich diese beiden Begriffe des Respekt und der Höflichkeit nun ausgeführt habe, werde ich sie im Folgenden mit zwei Graphiken mit dem Krankenbett und einem Aufenthalt in einer Einrichtung des Gesundheitswesens verknüpfen und damit deren Bedeutung illustrieren. Mir ist es aber nicht nur ein Anliegen beispielhaft zu schildern, was der jeweilige Begriff im Kontext von Gesundheitsorganisationen bedeutet, sondern auch das Antonym, also das Gegenteil, zu beschreiben, um durch die abschreckende Wirkung der Antonyme deutlich zu machen, wie wesentlich die Erbringung von Respekt und Höflichkeit ist.

Lieber Leser, liebe Leserin, Sie erinnern sich an die Ausführungen zu den beiden Fraktionen – die Dienstleistungserbringer und die Dienstleistungsempfänger, die in Kap. 2 ausgeführt sind? Sie gehören aller Wahrscheinlichkeit nach zu einer dieser beiden Gruppen. Die nachfolgende Übung soll vor allem zu mehr Verständnis und Empathie beitragen für die Anliegen der jeweils anderen Fraktion. Diejenigen von Ihnen, die in einem Dienstleistungsberuf arbeiten, werden bei dieser Übung keine Mühe haben.

Diese erste Graphik richtet sich an alle Dienstleistungserbringerinnen und -erbringer. Ich bitte Sie zuerst die rechte Spalte dieser Graphik zu lesen und sich zu vergegenwärtigen, in welcher Verfassung Sie als Patientin oder als Patient wären, wenn Ihnen derart begegnet würde.

Respekt und Höflichkeit gegenüber Patientinnen, Patienten und deren Angehörigen.

Zeichen des Respekts und der Höflichkeit	Zeichen von Respektlosigkeit und Unhöflichkeit
Achtung und Anerkennung	Unachtsamkeit, Unaufmerksamkeit, ignorieren
Wahrnehmung als denkende, fühlende Individuen	Kaltes, abwehrendes und abwertendes Verhalten
Rücksicht auf Eigenheiten	Alle über „den gleichen Kamm scheren"

(Fortsetzung)

(Fortsetzung)

Zeichen des Respekts und der Höflichkeit	Zeichen von Respektlosigkeit und Unhöflichkeit
Anerkennung des freien Willens	Zwangsmaßnahmen bzw. Abwertung von individuellen Entscheidungen
Anlächeln	Auslachen, lächerlich machen
Zeit geben und Zeit lassen – für Entscheidungen, Denkprozesse, sprachlichen Ausdruck	Hektik, Stress, Tempo, Ungeduld
Verwendung von patientenorientierter Fachsprache	Verwendung von unadäquaten Ausdrücken und Begriffen oder unsensiblen Kommentaren
Auch in Dienstbesprechungen, Pausen usw. von Patientinnen und Patienten und deren Angehörigen mit Achtung und Höflichkeit sprechen	In Dienstbesprechungen, Pausen usw. Patientinnen und Patienten und deren Angehörige als Krankheit bezeichnen („die Demente", „der Herzinfarkt von Zimmer 3" usw.) oder sie abwertend beurteilen
Verwendung von Höflichkeitsformen wie grüßen, mit dem Namen ansprechen, sich vorstellen, ausreden lassen, bitte-danke usw	Höflichkeitsformen weglassen, nicht grüßen, sich nicht vorstellen, nicht ausreden lassen, auf Entscheidungen drängen, schreien, ungefragt duzen usw

(Quelle: Eigene Darstellung)

Lieber Leser und liebe Leserin aus der Gruppe der medizinischen und pflegenden Berufe: Die rechte Spalte erzeugt keine sehr angenehme Stimmung, nicht wahr? Fühlten Sie sich an manche Kolleginnen und Kollegen erinnert oder fühlten Sie sie gar selbst ertappt, dass Sie selbst bereits manche dieser respektlosen und unhöflichen Verhaltensweisen praktiziert haben?

Nun lesen Sie bitte die linke Spalte mit den Zeichen des Respekts und der Höflichkeit. Möchten Sie als Patient oder als Patientin dies alles erleben? Wenn ja, wie können Sie als Profi im Gesundheitsbereich Ihren Patienten und Patientinnen auf diese Art und Weise begegnen? Was brauchen Sie? Was hindert Sie?

Zwei Zeilen dieser Graphik sind noch nicht gefüllt, denn diese gehören Ihnen – bitte überlegen Sie, welche weiteren Beispiele Ihnen einfallen.

Die 2. Graphik richtet sich an alle Dienstleistungsempfängerinnen und -empfänger, also an alle Patientinnen und Patienten sowie deren Angehörige. Ich bitte Sie zuerst die rechte Spalte dieser Graphik zu lesen und sich zu vergegenwärtigen, in welcher Verfassung Sie als Pflegerin bzw. Pfleger oder als Arzt bzw. Ärztin wären, wenn Ihnen derart begegnet würde.

Respekt und Höflichkeit gegenüber medizinischen und pflegenden Profis.

Zeichen des Respekts und der Höflichkeit	Zeichen von Respektlosigkeit und Unhöflichkeit
Achtung und Anerkennung	Ignorieren von Anwesenheit, von Empfehlungen, von Therapievorschlägen, Besuchszeiten-Regelungen usw
Anerkennung der Qualifikationen und der Expertise	Infragestellen und Aberkennung der Qualifikationen und der Expertise
Wahrnehmung als denkende, fühlende Individuen	Rücksichtslosigkeit und selbstzentriertes Verhalten auf die eigene Problematik und Befindlichkeit
Individualität achten	Alle über „den gleichen Kamm scheren"
Ganzheitliche Professionalität als Fachkräfte mit Herz, Hirn und Hand anerkennen	Reduktion der Profis auf Arbeitsfunktionen und Aufgaben, als „Diener bzw. Dienerinnen"
Hintanstellen der eigenen (abwertenden) Vorurteile und Menschenbilder	Sexistische, rassistische, homophobe usw. Äußerungen
Anlächeln	Auslachen, lächerlich machen
Gegenüber Besucherinnen und Besuchern, gegenüber „Bettnachbarn und Bettnachbarinnen" über die medizinischen und pflegenden Profis mit Achtung und Höflichkeit sprechen	Während Besuchszeiten oder in Abwesenheit usw. über Pflegerinnen und Pfleger bzw. Ärztinnen und Ärzte „herziehen" oder sie abwertend beurteilen
Verwendung von Höflichkeitsformen wie grüßen, mit dem Namen ansprechen, sich vorstellen, ausreden lassen, bitte-danke usw	Höflichkeitsformen weglassen, nicht grüßen, sich nicht vorstellen, nicht ausreden lassen, schreien, ungefragt duzen usw

(Quelle: Eigene Darstellung)

Lieber Leser und liebe Leserin aus der Gruppe der Patientinnen und Patienten bzw. Angehörigen: Die rechte Spalte erzeugt keine sehr angenehme Stimmung, nicht wahr? Fühlten Sie sich an manche Situationen und Geschichten erinnert oder fühlten Sie sie gar selbst ertappt, dass Sie selbst bereits gelegentlich diese respektlosen und unhöflichen Verhaltensweisen praktiziert haben? Falls Sie selbst in einem Dienstleistungsgewerbe arbeiten, können Sie die obig geschilderten Punkte auch auf Ihren Arbeitsplatz übertragen.

Nun lesen Sie bitte die linke Spalte mit den Zeichen des Respekts und der Höflichkeit. Wie können Sie als Patientin bzw. Patient bzw. Angehörige Ihren pflegenden und medizinischen Profis auf diese Art und Weise begegnen? Was hindert Sie?

Die unteren beiden Zeilen dieser Graphik sind noch frei – vielleicht fallen Ihnen noch weitere Beispiele ein?

5.3 Vertrauen

In den beiden vorigen Abschnitten zu „Augenhöhe" und zu den sozialen Regeln für Respekt und Höflichkeit waren alle vier Personengruppen adressiert und wurden von allen vier entsprechende Umgangsformen eingefordert. Im Kapitel „Vertrauen" ist das anders, denn hier richtet sich der Inhalt vor allem an die Profis in den Gesundheitsorganisationen.

> Vertrauen ist das Bindemittel, das eine tragfähige therapeutische Allianz zusammenhält. Während die sozialen Regeln den Rahmen bilden und die Augenhöhe die Kontur gibt, ist es das Vertrauen, das innerhalb dieser Form seine Wirkung entfalten kann. Und tatsächlich auch *erst dann* entfalten kann, wenn die Augenhöhe gegeben ist und Respekt und Höflichkeit die Beziehung prägen.

Damit Vertrauen von den Patientinnen und Patienten und deren Angehörigen überhaupt gegeben wird, braucht es Zuwendung. „Ohne Zuwendung ist alles nichts", schreibt Giovanni Maio (2021) in seinem Buch „Den kranken Menschen verstehen. Für eine Medizin der Zuwendung". Diese Zuwendung ist es, die Vertrauen weckt und zwar zweierlei – Vertrauen in die Profis und Vertrauen in sich selbst, an die eigenen Fähigkeiten mit dieser Situation umzugehen. „Allein dadurch, dass wir über unsere Zuwendung zum Ausdruck bringen, dass er so sein darf, wie er ist, lernt er, sich selbst (in seiner Krankheit) anzunehmen. Begegnung und verstehende Zuwendung stellen eine tiefe Form der Wertschätzung dar, die den Patienten selbst verändert. Man kann es auch so sagen: Unser Verhältnis zu ihm strahlt aus auf sein Verhältnis zu sich selbst. Denn Menschen in Not befinden sich fast immer in einer Situation der Demoralisierung, in der ihr Grundvertrauen in die Welt und in sich selbst brüchig geworden ist. In dieser Situation der Bedrängnis kann die Zuwendung ein Antidot, ein ‚Gegenmittel' sein, weil sie dem Patienten genau diese Fähigkeit zurückverleiht." (Maio 2021, S. 211).

Bevor Sie, liebe Profis im Gesundheitsbereich, aber ein solches Vertrauen der Patientinnen und Patienten und deren Angehörigen in sich wecken können, braucht es *erst mal* Ihr Vertrauen in sie und vor allem braucht es ein Bemühen von Ihrer Seite, dass diese Menschen in Not sich trauen Ihnen zu vertrauen.

> Denn Vertrauen ist kein Geschenk, das leichtfertig gegeben wird, sondern ist die Folge auf einen Beweis des Vertrauens würdig zu sein.

Vertrauen ist keine Vorableistung, die selbstverständlich zu erwarten ist.

Im Gegenteil: Es ist manchmal das vorauseilende Misstrauen, das zuerst umgewandelt werden muss in eine Vertrauensbeziehung, bevor dann eine tragfähige und konstruktive Arbeitsbeziehung möglich ist. Frühere Erfahrungen und Erlebnisse, die Misstrauen erweckt haben, lassen sich nicht so ohne Weiteres bei Seite schieben. Solche Erlebnisse, dass Vertrauen missbraucht wurde, dass Vertrauen erschüttert wurde, prägen sich in einer Biografie tief in das Gedächtnis ein und wirken dort durch eine vorab-misstrauische Haltung. In jeder aktuellen Situation wird also überprüft, ob berechtigte Gründe für Misstrauen sich wiederholen. Diese Misstrauensgrundlage braucht ein Pedant – eine Vertrauensgrundlage –, die aber nicht erzwungen werden kann, nur weil Sie, lieber Profi, nicht der Verursacher des Misstrauens waren. Manchmal sind Sie konfrontiert mit Misstrauen, das nicht Ihnen als Person gilt, sondern Ihrer Profession, oder genauer gesagt, Vertreterinnen und Vertreter Ihrer Profession, die in der Vergangenheit Fehler begingen, ungeschickt oder unwissend waren, die Augenhöhe nicht praktizierten und die sozialen Regeln nicht eingehalten haben.

Patientinnen und Patienten sind ja nicht nur kranke Körper, sondern bringen Erfahrungen und Erlebnisse der Vergangenheit mit, die deren Bild von Gesundheitsprofis ganz wesentlich geprägt haben. Da waren nicht nur positive und vertrauenserweckende Situationen, Gespräche und Beziehungen. Vertrauen wurde vielleicht enttäuscht, erschüttert, missbraucht oder zerstört. Weshalb erwarten Sie, liebe professionell Tätige, sich dann einen Vertrauensvorschuss aufgrund Ihrer Ausbildung? Vertrauensvorschuss – ein so entlarvendes Wort. Vielleicht waren diese Erlebnisse nämlich genau das – ‚Schüsse‘ – und diese haben sich vielleicht in der Vergangenheit als kränkend, verletzend und nachteilig erwiesen – was sonst tun ‚Schüsse‘? Weshalb sollten Menschen, die solche Verletzungen erlitten haben, nun einen Vertrauensvorschuss geben? Nein, da ist es doch eher nachzuvollziehen, dass ein Schutzschild des Misstrauens aufgebaut wird.

> Es ist eine der großen Sehnsüchte von Menschen, die auf Hilfe angewiesen sind, ein Gegenüber zu haben, das vertrauenswürdig ist, auf das Verlass ist. Des Vertrauens würdig – das muss erworben werden, unter Beweis gestellt werden, bedarf der Anstrengung.

Einander gegenüber zu stehen, wie es die Augenhöhe symbolisiert, kann auch ein starrer Zustand sein, ja, sogar eine Kampfpose. Deshalb braucht die Augenhöhe noch eine Komponente dazu und das ist eben dieses Bindemittel des Vertrauens, das aktiv eingebracht werden muss. Vertrauen ist die positive Erwartung, sich auf ein Gegenüber verlassen zu können, obwohl ein gewisses Risiko und Unsicherheit bestehen. Es ist die Überzeugung, dass diese Person hilft oder einem zumindest keinen Schaden zufügt. Es ist ein Verlassenkönnen auf Redlichkeit, Zuverlässigkeit, Wohlwollen und Professionalität. Erst dann ist ein Verzicht auf die Kampfpose möglich, wenn das Vertrauen da ist, dass diese Haltung aufgegeben werden darf. Ist Vertrauen vorhanden, besteht eine geringe Notwendigkeit für Kontrolle. Besteht jedoch ein Misstrauen durch Vertrauensverlust – sei es den aktuell anwesenden Personen gegenüber oder auch durch Erlebnissen in der Vergangenheit –, dann besteht das Bedürfnis nach verstärkter Kontrolle.

„Wer Hilfe benötigt, ist existenziell darauf angewiesen, anderen Menschen vertrauen zu dürfen." (Staudacher 2017, S. 25), so schreibt Diana Staudacher in ihrem einleitenden Essay „Das Leben eines Menschen in den Händen halten" im Buch von Derek Sellman „Werteorientierte Pflege. Was macht eine gute Pflegende aus? Grundlagen ethischer Bildung für Pflegende". Ein anderes Modulverb – *müssen* – variiert diese Aussage: „Wer Hilfe benötigt, ist existenziell darauf angewiesen, anderen Menschen vertrauen zu müssen." Dieses Modalverb des Unausweichlichen, das signalisiert keine Wahl zu haben und damit eine Kontrolleinschränkung oder gar einen Kontrollverlust zu erleben, kann zu einer ungeheuerlichen Belastung für Patienten und Patientinnen sowie deren Angehörige werden. Vorabbedingung für das Vertrauenkönnen ist ein Beweis der Vertrauenswürdigkeit, erst dann folgt das Vertrauen-dürfen.

Derek Sellman (2017) eröffnet sein Kapitel zum Thema Vertrauen in o. a. Buch mit dem Satz „Wir müssen vertrauen können, weil wir verletzlich sind." (S. 83) Das Vertrauenkönnen ist allerdings kein einseitiger Willensakt vonseiten der Patientinnen und Patienten und deren Angehörigen, sondern benötigt den Beweis, dass die Professionistinnen und Professionisten des Vertrauens *würdig* sind. Wer nicht vertrauen kann, aber vertrauen muss, ist in einem Spannungszustand, der von Misstrauen und dem Bedürfnis nach Kontrolle geprägt ist. Sellman führt weiter aus: „Die Annahme, Patient(inn)en sollten Ärztinnen, Ärzten und Pflegenden nur deshalb vertrauen, weil diese im Gesundheitsbereich qualifiziert sind, entbehrt jeder Grundlage. Es gibt zahlreiche Belege dafür, dass dieses Vertrauen nicht immer angebracht ist. Dennoch nimmt die Allgemeinheit weiterhin an, im Gesundheitsbereich tätigen Personen vertrauen zu können. Möchten Ärztinnen, Ärzte und Pflegende diese Auffassung aufrechterhalten, müssen sie sich dafür einsetzen, dass sie sich zu Fachpersonen entwickeln, die vertrauenswürdig praktizieren. Um dies zu erreichen, müsste jedoch deutlich zum Ausdruck kommen, was genau erforderlich ist, um vertrauenswürdig zu sein". ... Es besteht kein substanzieller Grund, anzunehmen, die Praxis reguliere sich selbst." (S. 89).

Vertrauen setzt zweierlei Dinge voraus: einerseits den Glauben daran und andererseits den Beweis für Vertrauenswürdigkeit. Vertrauen in Hoffnung auf ein wohlwollendes Agieren und Vertrauen auf Professionalität, die in Ausbildungen gelernt wurde, verlangt eine gewisse Glaubensbereitschaft. Beide Arten des Vertrauens – auf wohlwollendes Agieren und auf Professionalität – sind nicht so ohne Weiteres vorauszusetzen. Immer wieder erlebe ich in Seminaren und Coachings eine Gekränktheit und Verletztheit, ein indigniertes Verschnupft-sein, wenn Patientinnen und Patienten bzw. deren Angehörige nicht von sich aus und stante pede vertrauen, sondern Tätigkeiten, Diagnosen, Abläufe, Therapien, Entscheidungen usw. hinterfragen und damit auch in Zweifel ziehen. Die Reaktionen darauf sind Empörung und Entrüstung, dass Patientinnen und Patienten und Angehörige es überhaupt wagen misstrauisch zu sein. Damit werden Menschen in Not auf ihre Hilfsbedürftigkeit zurückgeworfen und auf einen Zustand der Demut, nämlich dankbar und froh sein zu müssen überhaupt Hilfe zu bekommen und diese nicht infrage stellen zu dürfen. Anstatt dann Vertrauen herzustellen, wird durch passiv-aggressives und distanziertes Verhalten erst recht das Misstrauen heraufbeschworen. Ein Teufelskreis, der sich nur durchbrechen ließe, wenn die Profis auf Augenhöhe und vertrauenserweckend agieren würden.

▶   Zum Schluss dieses Abschnitts über Vertrauen möchte ich zwei Appelle schreiben:

- Liebe Profis, bemühen Sie sich Vertrauen zu bilden und Vertrauen zu haben.
- Liebe Patientinnen und Patienten und Angehörige: Wenn Sie auf Hilfe angewiesen sind und Profis haben, denen Sie vertrauen können, dann zeigen Sie diesen Ihre Wertschätzung und Dankbarkeit.

Nachwort 6

„Gutes Benehmen AM und IM Krankenbett", so lautet der Titel dieses Buches. Sie, liebe Leserin, lieber Leser, hatten sicher bereits beim Aufschlagen des Buches eine Vorstellung, was unter „gutem Benehmen" zu verstehen ist. ‚Gut' – so ein kleines und unscheinbares Wort, von dem wir glauben zu wissen, was es bedeutet. Wenn die „Güte" das zu „gut" korrespondierende Substantiv ist, dann braucht es Kriterien dafür, was diese „Güte" definiert – sogenannte Gütekriterien. Und nun – nach der Lektüre – kennen Sie die Gütekriterien für ein solches gutes Benehmen. Augenhöhe, soziale Regeln zur Einhaltung von Respekt und Höflichkeit und Vertrauen sind diese Kriterien, die ein Benehmen zu einem guten Benehmen machen. Diese im Buch geschilderten Gütekriterien führen somit zu einer Güte in der therapeutischen Allianz, die ich als Ziel benannt habe. Diese kann zweierlei bedeuten, denn die folgenden beiden Aspekte von Güte sind interdependent, d. h. in Abhängigkeit voneinander:

1. auf Mitmenschen gerichtete milde, freundliche, von Wohlwollen und Nachsicht bestimmte Gesinnung
2. Beschaffenheit, Qualität, z. B. einer Ware oder einer Dienstleistung

► Die Qualität einer Dienstleistung ist unmittelbar abhängig von der zugrunde liegenden Haltung, mit der diese Dienstleistung ausgeführt *und* mit der sie angenommen wird. Die Gesinnung, mit welcher in einer Begegnung, einer Situation, einer Arbeitsbeziehung agiert wird, entscheidet über die Qualität des Outcomes.

© Der/die Autor(en), exklusiv lizenziert an Springer-Verlag GmbH, DE, ein Teil von Springer Nature 2026
M. Schäfer, *Gutes Benehmen AM und IM Krankenbett*, essentials,
https://doi.org/10.1007/978-3-662-73085-0_6

Die Gütekriterien Augenhöhe, soziale Regeln für Respekt und Höflichkeit und Vertrauen sind – wie viele andere Tugenden auch – keine Einbahnstraße und verlaufen nicht nur in eine Richtung oder sind nur einseitig einforderbar, sondern sie gleichen eher einem Kreisverkehr. In der Mitte des Kreisels ist das Ziel – die therapeutische Allianz, die *gemeinsame* Anstrengung von professionell Tätigen und Patientinnen und Patienten diese in einer herausfordernden Lebensphase zu begleiten und ihnen zu helfen. Um dieses Ziel zu erreichen, braucht es Verkehrsregeln. Diese hoffe ich mit diesem Buch skizziert zu haben.

Was Sie aus diesem *essential* mitnehmen können

- Wer von einem guten Benehmen AM und IM Krankenbett profitiert
- Weshalb eine therapeutische Allianz für eine konstruktive Zusammenarbeit notwendig ist
- Weshalb Augenhöhe von zentraler Bedeutung für eine solche Zusammenarbeit ist
- Weshalb Respekt und Höflichkeit den Rahmen bilden
- Wie Vertrauen eine solche Zusammenarbeit prägt

Literatur

Körtner, Ulrich H.J. Würde, Respekt und Mitgefühl aus der Sicht der Pflegeethik. Österreichische Pflegezeitschrift 11/2013, S. 24–27

Maio, Giovanni. Den kranken Menschen verstehen: Für eine Medizin der Zuwendung. Freiburg, Herder Verlag. 2021

Sachse, Rainer. Therapeutische Beziehungsgestaltung. 2., aktualisierte und ergänzte Auflage. Göttingen, Hogrefe Verlag GmbH & Co. KG. 2016

Schäfer, Margit. Soziale Kompetenzen in Gesundheitsberufen. 75 Impulse für eine gute Pflege und Betreuung. Berlin, Springer-Verlag GmbH

Sellman, Derek. Werteorientierte Pflege. Was macht eine gute Pflegende aus? Grundlagen ethischer Bildung für Pflegende. Bern, Hogrefe Verlag. 2017

Staudacher, Diana. Das Leben eines Menschen in den Händen halten – Einleitendes Essay. In: Sellman, Derek: Werteorientierte Pflege. Was macht eine gute Pflegende aus? Grundlagen ethischer Bildung für Pflegende. Bern, Hogrefe Verlag. 2017, S. 17–38